Kruis / Spangenberg
Chronisch entzündliche Darmerkrankungen

Chronisch entzündliche Darmerkrankungen

Arzneimitteltherapie und Diätetik

2., überarbeitete und ergänzte Auflage

von
Prof. Dr. med. Wolfgang Kruis
Medizinische Universitätsklinik I, Köln

und
Gerhard Spangenberg
Apotheker, Anwalting

28 Abbildungen und 29 Tabellen

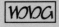
Wissenschaftliche Verlagsgesellschaft mbH Stuttgart

Ein Markenzeichen kann warenzeichenrechtlich geschützt sein, auch wenn ein Hinweis auf etwa bestehende Schutzrechte fehlt.

CIP-Titelaufnahme der Deutschen Bibliothek

Kruis, Wolfgang:
Chronisch entzündliche Darmerkrankungen:
Arzneimitteltherapie und Diätetik / von Wolfgang Kruis und
Gerhard Spangenberg. — 2. überarb. und erg. Auflage —
Stuttgart: Wiss. Verl.-Ges., 1990
 ISBN 3-8047-1117-0
NE: Spangenberg, Gerhard:

Jede Verwertung des Werkes außerhalb der Grenzen des Urheberrechtsgesetzes ist unzulässig und strafbar. Dies gilt insbesondere für Übersetzung, Nachdruck, Mikroverfilmung oder vergleichbare Verfahren sowie für die Speicherung in Datenverarbeitungsanlagen.

© 1990 Wissenschaftliche Verlagsgesellschaft, Birkenwaldstraße 44, 7000 Stuttgart 1

Printed in Germany
Satz und Druck: Karl Hofmann, 7060 Schorndorf
Umschlaggestaltung: Hans Stug, Stuttgart

Inhalt

Vorwort 5

Teil A: Anatomie, Physiologie, Pathologie, Klinik, Diagnostik und Behandlung

von Wolfgang Kruis

1.	**Anatomie und Physiologie des Rumpfdarms**	15
1.1	Anatomie	15
1.1.1	Makroskopische Anatomie und Topographie	15
1.1.2	Histologische Anatomie des Rumpfdarms	16
1.2	Physiologie	17
2.	**Pathologie chronisch entzündlicher Darmerkrankungen** ...	20
2.1	Epidemiologie	20
2.2	Lokalisation	20
2.3	Pathoanatomische Veränderungen	21
2.3.1	Makropathologie	21
2.3.2	Histopathologie	22
3.	**Das klinische Bild von Morbus Crohn und Colitis ulcerosa**	24
3.1	Klinik bei Morbus Crohn...........................	24
3.2	Klinik bei Colitis ulcerosa	26
3.3	Zusammenfassung	27
4.	**Diagnosestellung bei Morbus Crohn und Colitis ulcerosa**	28
4.1	Klinische Untersuchung und Anamnese	28
4.2	Endoskopische Verfahren	28

4.3	Bildgebende Verfahren	31
4.4	Histologische Beurteilung	34
4.5	Differentialdiagnose	35
5.	**Ätiologie und Pathophysiologie**	36
6.	**Behandlung von Morbus Crohn und Colitis ulcerosa**	39
6.1	Chirurgische Behandlung	39
6.2	Konservative Behandlung	41

Teil B: Arzneimittel und andere therapeutische Maßnahmen

von Gerhard Spangenberg

1.	**Einleitung**	48
2.	**Arzneimittel zur Behandlung entzündlicher Darmerkrankungen**	52
2.1	*Glucocorticoide*	52
2.1.1	Wirkungsmechanismus	52
2.1.2	Dosierung	54
2.1.3	Unerwünschte Wirkungen	57
2.1.4	Anwendung während Schwangerschaft und Stillperiode	59
2.1.5	Kontraindikationen	59
2.1.6	Interaktionen	59
2.1.7	Allgemeine Hinweise	60
2.1.8	Glucocorticoide zur lokalen (rektalen) Anwendung	60
2.2	*Adrenocorticotropes Hormon (ACTH)*	61
2.3	*Sulfasalazin*	62
2.3.1	Wirkungen und Wirkungsmechanismus	63
2.3.1.1	Arachidonsäure-Stoffwechsel	65
2.3.1.2	Prostaglandine und Leukotriene bei Patienten mit chronisch-entzündlichen Darmerkrankungen	67
2.3.1.3	Pharmakologische Beeinflussung des Arachidonsäure-Stoffwechsels	67
2.3.2	Pharmakokinetik	68
2.3.3	Dosierung	69
2.3.4	Unerwünschte Wirkungen	69

2.3.5	Anwendung während Schwangerschaft und Stillperiode ..	70
2.3.6	Kontraindikationen	70
2.3.7	Interaktionen	71
2.4	*Mesalazin (5-Aminosalicylsäure)*	72
2.4.1	Wirkungen und Wirkungsmechanismus	72
2.4.2	Pharmakokinetik	72
2.4.3	Dosierung	73
2.4.4	Unerwünschte Wirkungen	73
2.4.5	Anwendung während Schwangerschaft und Stillperiode ..	74
2.4.6	Kontraindikationen	74
2.4.7	Interaktionen	74
2.5	*Neuere therapeutische Konzepte*	75
2.5.1	Verminderung (unerwünschter) systemischer Sulfapyridin-Spiegel durch lokale Anwendung von Sulfasalazin in Klysmen und Suppositorien	75
2.5.2	5-Aminosalicylsäure	76
2.5.2.1	Kombination von 5-Aminosalicylsäure mit anderen carriern statt Sulfapyridin	76
2.5.2.2	5-Aminosalicylsäure als Doppelmolekül (Olsalazin)	77
2.5.2.3	Lokale Applikation von 5-Aminosalicylsäure	77
2.5.2.4	Orale Applikation von 5-Aminosalicylsäure	78
2.5.3	Bemerkungen zur Bioverfügbarkeit oral applizierter 5-Aminosalicylsäure in „slow-release"-Zubereitungen	80
2.5.4	4-Aminosalicylsäure zur lokalen Applikation	82
2.6	*Metronidazol*	82
2.6.1	Anwendungsdauer von Metronidazol bei chronisch-entzündlichen Darmerkrankungen	82
2.6.2	Pharmakokinetik	83
2.6.3	Dosierung	83
2.6.4	Unerwünschte Wirkungen	83
2.6.5	Anwendung während Schwangerschaft und Stillperiode ..	84
2.6.6	Kontraindikationen	84
2.6.7	Interaktionen	84
2.6.8	Fertigarzneimittel	84
2.7	*Azathioprin*	85
2.7.1	Wirkungsweise	85
2.7.2	Dosierung	85
2.7.3	Unerwünschte Wirkungen	86
2.7.4	Anwendung während Schwangerschaft und Stillperiode ..	86
2.7.5	Kontraindikationen	87
2.7.6	Interaktionen	87
2.8	*Ciclosporin (Cyclosporin A)*	87

2.9	Andere Chemotherapeutika	89
2.10	Immunglobulin	90
2.11	Cromoglicinsäure	90

3.	**Einsatz der Arzneistoffe bei Morbus Crohn und Colitis ulcerosa**	91
3.1	*Arzneistofftherapie bei Morbus Crohn*	91
3.1.1	Bei Lokalisation im Dünndarm	91
3.1.2	Bei Lokalisation in Dünn- und Dickdarm	93
3.1.3	Bei Lokalisation im Kolon	94
3.1.4	Bei multiplen Manifestationen	95
3.1.5	Übersicht über den differenzierten Arzneistoffeinsatz bei Morbus Crohn	96
3.2	*Arzneistofftherapie bei Colitis ulcerosa*	97

4.	**Hinweise zur unterstützenden Behandlung bei entzündlichen Darmerkrankungen**	99
4.1	*Extraintestinale Komplikationen bei Morbus Crohn und Colitis ulcerosa*	99
4.1.1	Eisenmangel	101
4.1.2	Vitaminmangel	101
4.1.3	Spurenelementmangel	101
4.1.4	Gallensäureverlust	102
4.1.4.1	Gallensäureverlust-Syndrom	102
4.1.4.2	Colestyramin bei Gallensäureverlust-Syndrom	102
4.2	*Symptomatische Maßnahmen*	104
4.2.1	Antidiarrhoika	104
4.2.2	Analgetika	104
4.2.3	Antirheumatika	105

5.	**Diätetische Maßnahmen**	106
5.1	*Allgemeine Hinweise zur Diät*	106
5.2.1	Richtlinien zur Ernährung bei Morbus Crohn	106
5.2.2	Richtlinien zur Ernährung bei Colitis ulcerosa	108
5.3	*Formula-Diäten*	109
5.3.1	Überblick über Einteilung und qualitative Zusammensetzung von Formula-Diäten	109
5.3.1.1	Niedermolekulare Formula-Diäten („Astronautennahrung")	109
5.3.1.2	Hochmolekulare Formula-Diäten	111
5.4	*Vorteile von industriell hergestellten Formula-Diäten*	112

Inhalt 9

6.	Enterale und parenterale (Heim-)Ernährung bei Morbus Crohn und Colitis ulcerosa	113
7.	Verordnungsfähigkeit von Formula-Diäten	116
8.	Entzündliche Darmerkrankungen und Naturheilweisen ...	117
9.	Tabellen	118
9.1	Glucocorticoide zur oralen bzw. rektalen Anwendung	118
9.2	Glucocorticoide zur rektalen Anwendung bei entzündlichen Darmerkrankungen	119
9.3	Sulfasalazin-haltige Fertigarzneimittel zur oralen und rektalen Anwendung	119
9.4	Mesalazin- und Olsalazin-haltige Fertigarzneimittel	120
9.5	Kaliumreiche Nahrungsmittel	121
9.6	Mineralstoffpräparate zur oralen Kalium-Substitution	122
9.7	Eisenreiche Nahrungsmittel..........................	123
9.8	Eisen-II-Verbindungen in Tropfen oder Säften	124
9.9	Zinkhaltige Präparate	125
9.10	Oxalsäuregehalt diverser Nahrungsmittel	125
9.11	Einige Formula-Diäten als Trinknahrung	126
9.12	Energiebedarfsdeckende Versorgung mit Formula-Diäten (Beispiele)...	127
9.13	Glucose-Elektrolyt-Mischungen	127
10.	Anhang.. Selbsthilfevereinigungen, Anschriften .... — Deutsche Morbus Crohn/Colitis ulcerosa Vereinigung — Deutsche Ileostomie-Colostomie-Urostomie-Vereinigung	128 128

Literaturverzeichnis 129

Sachregister 133

Prof. Dr. med. Wolfgang Kruis geb. am 24. Mai 1947 in Münsingen/Obb.

1968 bis 1973	Studium der Humanmedizin, Ludwig-Maximilians Universität München
1973	Staatsexamen und Promotion zum Dr. med.
1974	Medizinalassistentenzeit, Krumbach, München
1975	Approbation als Arzt
1975 bis 1976	I. Medizinische Klinik der Universität München, Ziemssenstraße (Direktor: Prof. Dr. H. Schwiegk)
1976 bis 1982	Medizinische Klinik II, Klinikum Großhadern, Universität München (Direktor: Prof. Dr. G. Paumgartner)
1982	Anerkennung als Arzt für Innere Medizin
1982	Berechtigung zur Führung der Teilgebietsbezeichnung Gastroenterologie
1983 bis 1984	Mayo Clinic, Rochester Mn, USA, Fellow an der Abteilung für Gastroenterologie (Direktor: Sidney F. Phillips, M. D., Professor of Medicine) (mit Unterstützung der Deutschen Forschungsgemeinschaft)
1984 bis 1987	Medizinische Klinik II, Klinikum Großhadern, Universität München (Direktor: Prof. Dr. G. Paumgartner)
1985	Habilitation (Dr. med. habil.) und Erteilung der Lehrbefugnis (Privatdozent)
1987	Berufung als Professor an die Medizinische Universitätsklinik Bonn
1987	Berufung als Professor an die Medizinische Universitätsklinik Köln
1987	Medizinische Klinik I, Universität Köln (Direktor: Prof. Dr. V. Diehl) Position an der Klinik: leitender Oberarzt

Gerhard Spangenberg, Apotheker, geb. am 6. November 1943 in München

1964 bis 1966	Apothekerpraktikant in der Würmtal-Apotheke, Gräfelfing
1967 bis 1970	Studium der Pharmazie in München
1971	Erteilung der Approbation als Apotheker
seit 1971	Lehrkraft an der Priv. BFS für Pharm.-techn. Assistenten, Augsburg Schulleiter-Stellvertreter
seit 1989	Apotheker für Arzneimittelinformation

Anschrift: G. Spangenberg, Lerchenweg 5, 8901 Anwalting

Teil A

Anatomie, Physiologie, Pathologie, Klinik, Diagnostik und Behandlung

Wolfgang Kruis

1. Anatomie und Physiologie des Rumpfdarms

1.1 Anatomie

1.1.1 Makroskopische Anatomie und Topographie

Das Darmrohr gliedert sich in verschiedene Abschnitte mit unterschiedlicher Länge und Form. Von cranial nach caudal findet sich zuerst der etwa 25 cm lange, schlauchförmige Ösophagus, der aus einem Brustteil (pars thoracica) besteht, der bis zum Hiatus oesophageus des Zwerchfells reicht, und aus einem wenige cm langen Bauchteil (pars abdominalis). Dieser mündet in den Magen, der verschiedenste Formen annehmen kann und bei dem man die Cardia (Einmündung des Ösophagus), den Fundus, den Corpus, das Antrum und den Magenpförtner (Pylorus) unterscheidet. Aufgrund der variablen Gestalt des Magens ist seine Lage in Projektion auf die Bauchwand sehr unterschiedlich. Der Magen geht in das ca. 30 cm lange Rohr des Duodenums über, das zum Teil bereits zum Dünndarm gezählt wird. Im engeren Sinn werden zum Dünndarm Jejunum und Ileum gezählt. Der Übergang vom Duodenum zum Jejunum (Flexura duodenojejunalis) ist knickförmig und liegt in Projektion auf den linken Oberbauch. Dieser Übergang ist durch einen Bandapparat gehalten, dem sogenannten Treitzschen Band. Je nach Kontraktionszustand beträgt die Länge des Dünndarms 3 bis 5 m. Das Ende des Ileums ragt nahezu rechtwinklig in den Dickdarm (proximales Coecum) und imponiert von dort aus als Papille mit einer oberen und unteren Lippe. Aufgrund ihrer vermutlichen funktionellen Besonderheit wurde diese anatomische Einheit als Ileozökal-Klappe oder auch als Ileozökal-Sphinkter bezeichnet. Die Länge des Dickdarms beträgt je nach Kontraktionszustand zwischen 1 bis 1,50 m. Im rechten Unterbauch liegt das Zökum mit dem Wurmfortsatz (appendix vermiformis). Außerdem unterscheidet man ein rechtsseitiges Kolon ascendens, das unterhalb der Leber (Flexura hepatica) in das Querkolon (Kolon transversum) übergeht, das wiederum unterhalb der Milz (Flexura lienalis) in das linksseitige Kolon descendens überführt. Im linken Unterbauch findet sich der Krummdarm (Kolon sigmoideum), der schließlich in Projektion auf die

Lage des 3. Kreuzbeinwirbels in ein ca. 15 cm langes, ventral konkaves Rohr, dem Mastdarm (Rectum) übergeht. Das Darmrohr wird mit einem Verschlußmechanismus ausgeleitet, der aus Analkanal und innerem sowie äußerem Musculus sphincter ani besteht.

Der Dünndarm ist durch das Gekröse (Mesenterium) an der Rückwand der Bauchhöhle befestigt. Das Mesenterium ist am Anfang des Jejunums und am Ende des Ileums sehr kurz, so daß diese Stellen als Fixierungspunkte betrachtet werden können. Über das Mesenterium tritt die Gefäß-, Nerven- und Lymphversorgung an den Dünndarm heran.

Die Innenflächen der Bauchhöhle sowie die Organe innerhalb der Bauchhöhle werden von Peritoneum ausgekleidet bzw. überzogen. Der Peritonealüberzug der Innenfläche der Leibeswand wird als Peritoneum parietale, die Peritonealüberkleidung der in der freien Bauchhöhle gelegenen Organe als Peritoneum viscerale bezeichnet. Organe, die weitgehend vom Peritoneum viscerale umschlossen werden, liegen intraperitoneal (Magen, Leber, Dünndarm, Zökum, Kolon transversum, Kolon sigmoideum). Von einer retroperitonealen Lage spricht man, wenn nur eine Wandfläche von Peritoneum parietale bedeckt ist (Duodenum, Pankreas, Kolon ascendens, Kolon descendens). Diese Organe sind durch ihre retroperitoneale Lage fixiert und nicht wie intraperitoneal gelegene Organe weitgehend verschieblich. Organe des Bauchraums, die keinerlei Beziehung zum Peritoneum parietale aufweisen, bezeichnet man als extraperitoneal gelegen.

1.1.2 Histologische Anatomie des Rumpfdarms

Trotz sonstiger Verschiedenheiten besitzt das Darmrohr in allen Abschnitten einen gleichartigen Aufbau der Wand, der aus 4 Hauptschichten besteht:
1. Tunica mucosa
2. Tunica submucosa
3. Tunica muscularis
4. Tunica adventitia bzw. Tunica serosa.

Im Bereich des Ösophagus wird die Schleimhaut durch ein unverhorntes mehrschichtiges Plattenepithel gebildet, das in einer scharfen Grenzen an der Cardia in einschichtiges prismatisches Epithel übergeht, das bis zum Rectum das Darmrohr auskleidet. Um im Dünndarm die Resorptionsfläche zu vergrößern, weist dort die Schleimhaut anatomische Besonderheiten auf. Etwa 1 cm in das Darmlumen vorspringende Falten (Kerkringsche Falten) sind am stärksten am Beginn des Jejunums ausgeprägt und nehmen an Höhe zum Ileum ab. Das Feinrelief entsteht durch Zotten (Villi intestinales), bis etwa 1,2 mm hohe Ausstülpungen, von denen auf 1 mm^2 Schleimhaut bis zu 40 kommen und deren Dichte ebenfalls von proximal nach distal abnimmt. Das Submikroreliefbild bilden die Mikrovilli, etwa 1,2 bis 1,5 μm

lange Ausfaltungen mit einer Dichte von etwa 200 Mio. pro mm² Schleimhautoberfläche. Durch diesen anatomischen Aufbau wird die Schleimhautoberfläche im Vergleich zur Innenfläche eines glatten Zylinders etwa um den Faktor 600 vergrößert.

Die Tunica submucosa stellt eine gefäß- und nervenreiche (Meissnersche Plexus) Verschiebeschicht dar, die bei Form- und Lageveränderungen des Darms zwischen den einzelnen Schichten ausgleicht.

Die Tunica muscularis des Rumpfdarms besteht abgesehen vom oberen Drittel des Ösophagus aus glatter, nicht willkürlich kontrahierbarer Muskulatur. Abgesehen vom Magen, der 3 Muskelschichten besitzt, besteht die Tunica muscularis aus einer inneren Ringmuskelschicht und einer äußeren Längsmuskelschicht. Die äußere Schicht des Darmrohrs — Tunica adventitia — wird im extraabdominellen Teil des Ösophagus von einer lockeren Bindegewebeschicht gebildet. Der abdominelle Teil des Rumpfdarms wird von einer Tunica serosa umgeben, die aus einem einschichtigen Plattenepithel und einer darunter liegenden Schicht aus kollagenen Fasern und elastischen Netzen gebildet wird.

1.2 Physiologie

Sämtliche Nährstoffe, Vitamine, Mineralstoffe, Spurenelemente und Flüssigkeiten gelangen über den Verdauungstrakt in den Körper. Wesentliche Aufgaben, die dabei dem gesamten Rumpfdarm zukommen, sind Transport, Verdauung, Resorption und Flüssigkeitsregulation. Der Ösophagus regelt die Beförderung der Nahrung bis zum Magen. Dort wird der Speisebrei weiter mechanisch aufbereitet und es erfolgen bereits wichtige Verdauungsschritte. Durch den Pylorus und die Funktion dieser Region erfolgt eine physiologische Füllung des Dünndarms.

Neben der Nährstoffaufnahme gehören immunologische Eigenschaften zu den wichtigsten Aufgaben des Dünndarms. Dort vor allem findet nämlich die immunologische Auseinandersetzung mit verschiedenen Mikroorganismen und ingestierten Fremdeiweißstoffen statt. Der Dünndarm ist daher ein besonders wichtiges „immunologisches Organ".

Die wichtigsten Kalorienträger in unserer Nahrung sind Kohlenhydrate, Fette und Eiweiß. Alle 3 Bestandteile werden im oberen Dünndarm aufgenommen. Dabei findet im Dünndarm nicht nur der natriumabhängige Transport der Kohlenhydratendabbauprodukte Glukose und Galaktose statt, sondern im Bürstensaum der Oberfläche der Dünndarmmukosazellen befinden sich zuckerabbauende Enzyme, von denen die Disaccharidasen und hier vor allem die Laktase von besonderem klinischen Interesse sind. Wenn Milchzucker (Laktose) nicht enzymatisch aufgespalten und dann resorbiert wird, kommt es zum Übertritt von Laktose in das Kolon, mit nachfolgenden Beschwerden wie Durchfall und Bauchkrämpfen. Unverträglichkeit von Laktose ist eine der am häufigsten anzutreffenden Nahrungsmittelunverträglichkeiten bei chronisch entzündlichen Darmerkrankungen.

Das Nahrungsfett wird überwiegend in Form von Neutralfetten, d. h. Glycerinestern langkettiger Fettsäuren aufgenommen. Nach Emulgierung und enzymatischer Spaltung werden Komplexe aus Gallensäuren, Phospholipiden und Fettsäuren gebildet, den sogenannten Mizellen, die die einzig mögliche Form darstellen, in der langkettige Fettsäuren resorbiert werden können. Steht nur eine ungenügende Konzentration von Gallensäuren zur Verfügung, wie das bei Patienten mit Morbus Crohn nicht selten der Fall ist, so kommt es zu einer Malabsorption von Fetten.

Die Resorption von Nahrungseiweiß findet ebenfalls im proximalen Dünndarm statt, wobei auch hier eine Endverdauung zu freien Aminosäuren und Oligopeptiden durch Peptidasen im Bürstensaum der Dünndarmmukosa Voraussetzung ist.

Dünn- und Dickdarm spielen in der Wasser- und Elektrolytregulation des Körpers eine wichtige Rolle, was sich auch bei einer krankheitsbedingten Fehlregulation in Form teils schwerer Symptome zeigt. Eine Wasserverschiebung durch die Darmschleimhaut ist in beiden Richtungen möglich, d. h. in das Darmlumen hinein (Sekretion) aber auch aus dem Darmlumen her-

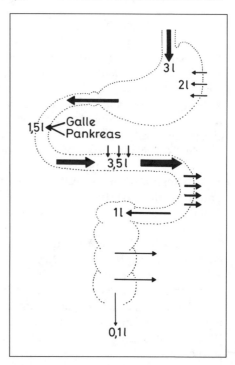

Abb. 1: Flüssigkeitsbewegungen im Gastrointestinum

aus (Resorption). Die Menge der dabei transportierten Flüssigkeit wird in Abb. 1 illustriert. Die Sekretion und Resorption von Wasser ist an den Transport von Natrium gebunden. Einen für die Natriumverschiebungen im Dünndarm wichtigen Faktor spielt ein Na^+-K^+-Pumpenmechanismus, für den (Na^+-K^+)-ATPase notwendig ist. Der Bürstensaum der Mukosa des Darms enthält große Mengen dieses Enzyms. Die aktive Natriumresorption im Intestinaltrakt wird von der passiven Chloriddiffusion gefolgt. Die Aufnahme von Kalium scheint ebenfalls zu einem beträchtlichen Teil vom Natriumtransport abhängig zu sein.

Das terminale Ileum stellt zusammen mit der Ileozökal-Klappe eine besondere funktionelle Einheit des Dünndarms dar, deren physiologische Bedeutung bisher noch nicht vollständig bekannt ist. Für ein besseres Verständnis der Pathophysiologie des Morbus Crohn ist jedoch eine genaue Kenntnis der Physiologie dieser Region notwendig. In der intrahepatischen Zirkulation von Gallensäuren spielt das terminale Ileum eine herausragende Rolle, da nur dort eine aktive Rückresorption von primären Gallensäuren erfolgen kann. Weitere Resorptionsmechanismen, die vor allem im terminalen Ileum lokalisiert sind, betreffen die Aufnahme von Vitamin B_{12} und möglicherweise von Zink. Das terminale Ileum mit Ileozökal-Klappe besitzt dank seiner anatomischen Lage und einiger motorischer Besonderheiten eine Art Stellwerkfunktion. Auf der einen Seite reguliert es den Ausfluß aus dem Dünndarm und beeinflußt damit die Passage und Resorption. Auf der anderen Seite bestimmt es Menge und Geschwindigkeit des Flusses in den Dickdarm. Eine weitere Aufgabe besteht darin, einen Rückfluß des mit Bakterien kontaminierten Dickdarminhalts in den Dünndarm zu verhindern.

2. Pathologie chronisch entzündlicher Darmerkrankungen

2.1 Epidemiologie

Die Angaben zur Häufigkeit von Morbus Crohn und Colitis ulcerosa schwanken. Für Deutschland liegen keine repräsentativen Angaben vor. Man kann bei der weißen Bevölkerung in westlichen Ländern bei beiden Erkrankungen mit einer Inzidenz von ca. 4 Neuerkrankungen/Jahr/100000 der Bevölkerung und einer Prevalenz von 40 Krankheitsfällen/100000 der Bevölkerung rechnen. Die Zahl der Patienten mit Colitis ulcerosa scheint abzunehmen, die der Patienten mit Morbus Crohn scheint sich jetzt, nach einer Phase der Zunahme, auf einem hohen Niveau zu stabilisieren [1]. Eine ethnische Gruppe mit hoher Frequenz chronisch entzündlicher Darmerkrankungen sind weiße Angehörige der jüdischen Rasse. Schwarze sind weniger betroffen. Hier nimmt jedoch die Häufigkeit zu. Die Geschlechtsverteilung scheint bei beiden Erkrankungen annähernd gleich zu sein. Der Altersgipfel bezüglich des Beginns der Symptome wächst im 2. und 3. Lebensjahrzehnt.

2.2 Lokalisation

Bei der Lokalisation der Erkrankung zeigt sich ein wesentlicher Unterschied zwischen Morbus Crohn und Colitis ulcerosa. Während beim Morbus Crohn vom Mund bis zum Anus jeder Teil des Rumpfdarms entzündlich verändert sein kann, beschränkt sich bei Colitis ulcerosa der Befall auf das Kolon. In neueren Publikationen [2, 3, 4] werden folgende Angaben zur Lokalisation des Morbus Crohn gemacht: Befall des Ileums 26 %; Befall nur des Kolons 18 bis 26 %; Befall von Kolon und Ileum 48 bis 56 %. In ca. 5 % der Patienten bestand neben dem Crohn-Befall im unteren Gastrointestinaltrakt auch ein Befall des oberen Gastrointestinaltrakts (Duodenum, Magen, Ösophagus).

Bei Patienten mit Colitis ulcerosa ist in ca. 23 % nur das Rektum bis höchstens zum distalen Sigmoid hin befallen, in ca. 43 % findet sich eine sogenannte Linksseitencolitis bis hin zum distalen Kolon transversum und bei ca. 34 % ist das gesamte Kolon befallen [5].

2.3 Pathoanatomische Veränderungen

Die pathologisch anatomischen Veränderungen sind durch einige Charakteristika geprägt. Der Morbus Crohn ist eine transmurale Entzündung mit teils erheblicher Verdickung der Wand. Die Entzündung kann sich sogar über die Tunica adventitia in die Umgebung des Darms (Mesenterium, Peritoneum, Lymphknoten) hinaus ausbreiten. Der entzündliche Befall ist diskontinuierlich, d. h. befallene und unveränderte Segmente wechseln sich ab. Innerhalb eines befallenen Abschnittes gibt es fleckförmig scheinbar gesunde Schleimhautinseln. Darüber hinaus können alle Teile des Rumpfdarms verändert sein.

Im Gegensatz dazu beschränkt sich die Colitis ulcerosa auf den Dickdarm. Die Entzündung beginnt immer im Rektum und breitet sich kontinuierlich nach cranial aus. Da die Entzündung auf die Mucosa beschränkt ist, zeigt der Darm von außen betrachtet keine wesentlichen Besonderheiten. Lediglich in fortgeschrittenen Fällen kommt es zu einer Verkürzung des Kolons mit Verstreichen der Haustrien. Bei hochakuten Zuständen einer Colitis ulcerosa wird das Darmrohr dilatiert und die Darmwand scheint dünn und brüchig.

2.3.1 Makropathologie

Der Darm eines Patienten mit Morbus Crohn stellt sich einem Betrachter, z. B. dem Chirurgen, von außen verdickt und verhärtet dar, die Mesenterien können mitverändert sein, ebenso wie die umgebenden Lymphknoten. Diese Umgebungsreaktion führt nicht selten zu schweren Verwachsungen, die den Eindruck eine Konglomerattumors vermitteln. Die verschiedenen Darmanteile sind nur in einem oder mehreren Abschnitten befallen. Mitunter zeigen sich Stenosen und hinter den Verwachsungen können sich Fistelungen mit und ohne Abszeßbildungen verbergen.

Von innen betrachtet, zeigt die Schleimhaut bei Morbus Crohn manigfache Veränderungen. Typische Früherscheinungen sind die sogenannten aphtoiden Läsionen, kleinste Schleimhautdefekte, die am Beginn der Ausbildung von längsgestellten Ulzera stehen. Diese Schleimhautläsionen sind von einem hyperämischen Randsaum umgeben, ansonsten ist die umgebende Schleimhaut oft unauffällig. Wenn mehrere längsgestellte Ulzerationen nebeneinander verlaufen, kann es zu einer Vernetzung kommen. Die zwischendrin übriggebliebene Schleimhaut ergibt dann den Eindruck eines „Pflastersteinreliefs". Bei ausgeprägten Krankheitsfällen zeigen sich dann alle beschriebenen Veränderungen abschnittsweise oder nebeneinander, dazu kommen Fistelungen und Stenosierungen.

Die Kolonschleimhaut des Patienten mit Colitis ulcerosa zeigt dagegen je nach Stadium der Erkrankung uniforme und diffuse Veränderungen, die immer im Rektum beginnen. Zuerst zeigt sich eine Hyperämie mit nachfolgendem Ödem. Die Mukosa weist hierbei hohe Vulnerabilität auf. Die Gefäße sind nicht mehr sichtbar, das Aussehen der Schleimhaut wirkt granuliert, samtartig. Bei weiterem Fortschreiten der Erkrankung kommt es zu flächigen, meist nicht sehr tiefen Ulzera, die später ineinander konfluieren. In diesem Stadium ist neben Eiter auch frisches Blut zu sehen. Zwischen den einzelnen, unregelmäßig geformten Ulzera bleiben Schleimhautreste stehen, die bei einem Rückgang der Entzündung sogar proliferieren können und dann als sogenannte Pseudopolypen imponieren. Im chronischen Stadium zeigt sich der typische Befund einer atrophischen Schleimhaut, besetzt mit einzelnen, öfters auch rasenartigen Pseudopolypen.

2.3.2 Histopathologie

Es gibt keinen Einzelbefund, der beweisend für einen Morbus Crohn ist [6]. Dies trifft auch für den Nachweis von Epitheloidzellgranulomen zu, die zwar ein wichtiges Indiz für das Vorhandensein eines Morbus Crohns sind, z. B. aber auch bei der Sarkoidose zu finden sind. Außerdem sieht man Epitheloidzellgranulome, in Abhängigkeit vom Untersuchungsmaterial (Biopsie oder Resektat), nur in 40 bis 70% der Patienten. Die histologischen Veränderungen bei Morbus Crohn sind charakterisiert durch die Begriffe diskontinuierlich, transmural und disproportioniert [6]. Diskontinuierlich heißt, daß auch im histologischen Präparat die Intensität der entzündlichen Veränderungen unterschiedlich ausgeprägt ist. Neben stark entzündeten Schleimhautbezirken liegen entzündungsfreie Areale. Transmural heißt, daß sich die Entzündung in allen Wandschichten nachweisen läßt. Disproportioniert bedeutet, daß die Entzündung von innen nach außen an Intensität zunehmen kann. Die Schleimhaut ist oft nur wenig, die tiefen Mukosaschichten stärker und die Submukosa am ausgeprägtesten entzündlich infiltriert.

Auch für die Aussagekraft der histologischen Untersuchung bei Colitis ulcerosa gilt, daß es keinen für die Diagnose beweisenden Einzelbefund gibt. Die Entscheidung für die Diagnose wird aufgrund des histologischen Gesamtbildes gestellt [7]. Die Uniformität und die diffuse Verteilung der entzündlichen Veränderungen sind wichtige Befunde bei der Colitis ulcerosa. Typisch, wenn auch nicht beweisend, ist vor allem das gehäufte Vorkommen von Kryptenabszessen. Es kommt zur Destruktion und Rarifizierung des Kryptengefüges mit Entdifferenzierung der Epithelien. Die Entzündung

Tab. 1: Charakteristische pathomorphologische Befunde bei Morbus Crohn und Colitis ulcerosa

Morbus Crohn	Colitis ulcerosa
Lokalisation im ganzen Rumpfdarm möglich	Lokalisation auf das Kolon beschränkt
Diskontinuierlicher, segmentaler Befall	Diffuser Befall
Erstbefall häufig im Ileum	Entzündung immer vom Rectum ausgehend
Alle Wandschichten und die Umgebung betreffende Entzündung	Entzündung nur der Mukosa
Entzündung betrifft die Darmwand disproportioniert	Entzündung ist nur auf die Mukosa begrenzt
Längsgestellte, oft fissurale Ulzera	Oberflächliche, konfluierende Ulzera
Häufiger Nachweis von Epitheloidzellgranulomen	Kryptenabszesse
Normaler/kaum verminderter Becherzellgehalt	Deutliche Verminderung der Becherzellen

ist nur auf die Schleimhaut begrenzt. Dadurch kommt es zu einem Verschwinden der Becherzellen. Im Gegensatz zum hochakuten Stadium, wo die histologische Beurteilungsmöglichkeit relativ eindeutig ist, kann es in der Remission sehr schwierig sein, eine Colitis ulcerosa histologisch zu erkennen.

In Tabelle 1 sind charakteristische pathomorphologische Befunde bei Morbus Crohn und Colitis ulcerosa aufgelistet. Diese Zusammen- und Gegenüberstellung zeigt, daß bei einer Gesamtbetrachtung aller morphologischen Befunde nicht nur die Diagnose einer chronisch entzündlichen Darmerkrankung möglich sein sollte, sondern auch die Unterscheidung in Morbus Crohn und Colitis ulcerosa.

3. Das klinische Bild von Morbus Crohn und Colitis ulcerosa

Das klinische Bild und der Krankheitsverlauf chronisch entzündlicher Darmerkrankungen sind durch einige Besonderheiten charakterisiert. Eine auffällige klinische Erscheinung sind die extraintestinalen Symptome und assoziierte Erkrankungen anderer Organe. Die bei manchen Patienten ganz im Vordergrund stehende darmferne Symptomatik verhindert nicht selten die Diagnose und damit die Therapie der zugrunde liegenden Darmerkrankungen. Ein weiterer Punkt der Klinik, dessen Kenntnis wichtig ist, ist der sehr unterschiedliche Krankheitsverlauf und damit die ungewisse Prognose bei den einzelnen Patienten. Das Spektrum des Krankheitsverlaufs der chronisch entzündlichen Darmerkrankungen reicht von symptomarmen Patienten, die einer eingreifenden Behandlung nicht bedürfen und/oder leicht therapierbar sind bis hin zu schwerstkranken Patienten, die eine Intensivtherapie notwendig machen und manchmal trotz des Einsatzes aller zur Verfügung stehenden Behandlungsmöglichkeiten nur unzufriedenstellend therapiert werden können. Etwa 4 bis 8 % der Patienten sterben unmittelbar im Zusammenhang mit der Darmerkrankung.

3.1 Klinik bei Morbus Crohn

Die folgenden Angaben beziehen sich auf die Ergebnisse einer prospektiven Analyse an 300 Patienten im Raum Essen, die von der Gruppe um Goebell durchgeführt wurde [2]. Die Primärsymptome waren bei 17 % rein intestinaler Art. Annähernd ebenso viele Patienten (16 %) hatten keinerlei intestinale Beschwerden, sondern nur extraintestinale Erscheinungen. Alle anderen Patienten hatten eine Kombination beider Symptome. In Tab. 2 sind die Primärsymptome der Häufigkeit nach aufgelistet. Leitsymptom bei Morbus Crohn sind die Schmerzen, die häufig im Unterbauch, vor allem rechtsbetont bestehen. Etwa 73 % der Patienten haben Durchfälle, meist nicht allzu häufig (ca. 3 bis 8/die) und von eher breiiger Konsistenz. Zumindest am Anfang der Erkrankung findet sich typischerweise kein Blut im Stuhl. Der Rest von 27 % der Patienten hat keine Duchfälle, d. h. minde-

Tab. 2: Primärsymptome bei Patienten mit Morbus Crohn (nach Goebell [2])

		Primär-symptome
Intestinale Symptome	Bauchschmerzen	77%
	Durchfall	73%
	Blutung	22%
	Analfistel	16%
	Gewichtsabnahme	54%
Extraintestinale Symptome	Fieber	35%
	Anämie	27%
	Arthritis	16%
	Augensymptome	10%
	Erythema nodosum	7%

stens jeder 4. Patient hat normalen Stuhl oder gar Obstipation. Eine besonders charakteristische Erscheinung bei Morbus Crohn sind Fisteln. Durch die darmwandübergreifenden Ulzerationen kommt es zu gangartigen Verbindungen in benachbarte Regionen. Entzündliche Verklebungen verhindern dabei Perforationen in die freie Bauchhöhle, die bei Morbus Crohn äußerst selten auftreten. Fisteln zeigen sich am häufigsten im Bereich des Enddarms. Es ist daher wichtig, bei solchen Fistelungen nach einem Morbus Crohn zu suchen. Es gibt grundsätzlich jede nur denkbare Art der Fistelbildung. Häufig sind solche zwischen verschiedenen Darmabschnitten und/oder zwischen einem befallenen Darmanteil und der Haut, z. B. im Bereich der Bauchwand. Besonders gefährlich können Fistelungen zwischen dem Darm und benachbarten Organen sein, da es dann zum Übertritt von Darmbakterien, z. B. in das physiologischerweise sterile harnableitende System kommen kann.

Mehr als die Hälfte aller Patienten mit Morbus Crohn klagt über Gewichtsverlust (Tab. 2). Dieser ist u. a. Folge einer Malabsorption bei Dünndarmbefall. Durch die häufigen entzündlichen Veränderungen im terminalen Ileum sind zwei Malabsorptionszustände besonders charakteristisch, nämlich der Vitamin B_{12}-Mangel mit den Folgen einer Anämie und der Gallensäurenverlust, der zu typischen Durchfällen führt.

Von den bereits erwähnten extraintestinalen Symptomen ist die Arthritis mit Arthralgien am häufigsten. Die Knie, die Sprunggelenke und die Wirbelsäule sind in dieser Reihe der Häufigkeit nach betroffen. Bei den Augen- und Hauterscheinungen sind die verschiedensten Formen anzutreffen.

Von den extraintestinalen Organen, die bei Morbus Crohn miterkrankt sein können, sind vor allem die Leber (entzündliche Veränderungen), die

Gallenblase (Steine) und die harnableitenden Wege (Entzündungen, Stenosen, Steine) zu nennen.

Die seit längerem intensiv diskutierte Frage der malignen Entartung ist noch nicht endgültig entschieden. Man geht von einem etwas erhöhten Risiko bei Morbus Crohn aus. Disponierende Faktoren sind jedoch noch nicht erkannt und der Wert eines wie auch immer gearteten Früherkennungs- oder gar Vorsorgeprogramms steht nicht fest.

3.2 Klinik bei Colitis ulcerosa

Leitsymptom bei der Colitis ulcerosa sind die Durchfälle, die wässrig von Konsistenz sind, bei schweren Krankheitszuständen eine Frequenz von über 20/24 Std. erreichen können und ebenso wie das Krankheitsbild insgesamt ziemlich akut einsetzen. Zu Beginn der Erkrankung oder im Schub bestehen Blutbeimengungen, die so eindrucksvoll sein können, daß die Patienten oft berichten „reines Blut in großen Mengen" abzusetzen. Sehr häufig sind Schleim- und Eiterauflagerungen. Bei schweren Krankheitszuständen wird nicht selten eine Inkontinenz berichtet und da meist ein überfallsartiger imperativer Stuhldrang besteht, können die Patienten ihre Entleerungen kaum kontrollieren. Vor der Stuhlentleerung kommt es häufig zu krampfartigen Schmerzen, die nach der Defäkation deutlich nachlassen. Ansonsten sind die Schmerzen meist diffus und entsprechend dem Verlauf des entzündeten Kolons.

Im akuten Zustand einer Colitis ulcerosa kommt es zu schweren Ulzerationen, die auch zu einer Perforation führen können. Eine andere Komplikation der Colitis ulcerosa ist das toxische Megacolon, bei dem es zu einer monströsen luftbedingten Auftreibung des Dickdarms mit systemisch toxischen Erscheinungen kommt.

Von seiner Erscheinung her ist der Patient mit einer aktiven Colitis ulcerosa durch seine Anämie bedingte Blässe und die allgemeine Hinfälligkeit gekennzeichnet, die oft durch den Schlafentzug verstärkt wird, da der Patient statt zu schlafen die Zeit auf der Toilette verbringt.

Extraintestinale Symptome sind bei der Colitis ulcerosa in ähnlicher Weise wie bei Morbus Crohn vorhanden. Eine seltene aber typische Erscheinung sind ausgeprägte gangränöse Veränderungen der Haut.

Es kommt auch zu Miterkrankungen extraintestinaler Organe. Hier ist vor allem die Leber (entzündliche Reaktionen) und das Gallenwegssystem (primär sklerosierende Cholangitis, Gallenwegskarzinom) zu nennen.

Seit langem ist bekannt, daß Patienten mit Colitis ulcerosa ein erhöhtes Risiko für die Entwicklung eines Karzinoms im Dickdarm haben. Dies trifft besonders auf folgende Patientengruppen zu: Befall der Erkrankung im (nahezu) ganzen Kolon, Beginn der Erkrankung vor dem 20. Lebensjahr,

Tab. 3: Wichtige klinische Merkmale bei Morbus Crohn und Colitis ulcerosa

Unterschiedliche Symptome		
	Morbus Crohn	**Colitis ulcerosa**
Leitsymptom:	Schmerzen	Durchfall
Beginn:	chronisch schleichend	akut dramatisch
Stuhl:	0 bis ca. 6/die breiig, anfangs kein Blut	> 3 bis 20/die, wäßrig, blutig
Schmerzen:	Unterbauch, rechtsbetont	Kolonverlauf, bes. Sigmoid
Untergewicht:	häufig	selten
Fisteln:	häufig	sehr selten
Gemeinsame Symptome		
Anämie:		
Extraintestinale Symptome:	Gelenke, Augen, Haut	
Assoziierte Organerkrankungen:	Leber, Gallenwege, uropoetisches System	

Dauer der Erkrankung über 10 Jahre, chronisch aktiver Verlauf. Die Prognose bezüglich einer malignen Entartung ist jedoch wahrscheinlich nicht schlecht, da mit einer jährlichen Kontrollkoloskopie frühe Veränderungen (Dysplasien) diagnostiziert werden können, die zu einem Zeitpunkt auf die maligne Transformation hinweisen, zu dem eine kurative operative Behandlung noch möglich ist.

3.3 Zusammenfassung

Auch wenn sich bei oberflächlicher Betrachtung Morbus Crohn und Colitis ulcerosa sehr ähneln mögen, so zeigen sich doch bei genauem Hinsehen einige deutliche Unterschiede. In Tab. 3 sind die wichtigsten Differentialmerkmale zusammengestellt. Wenn es gelingt, bei der Anamnese typische Symptome zu hinterfragen oder die klinische Untersuchung entsprechende Hinweise ergibt, so ist nicht selten aufgrund der Klinik die Differentialdiagnose Morbus Crohn/Colitis ulcerosa zu stellen.

4. Diagnosestellung bei Morbus Crohn und Colitis ulcerosa

Sowohl die Diagnose als auch die Differentialdiagnose beruht bei chronisch entzündlichen Darmerkrankungen auf 4 Säulen [8]:
1. der klinischen Untersuchung mit Anamnese
2. auf endoskopischen Verfahren
3. auf bildgebenden Verfahren
4. auf der histologischen Beurteilung.

Laboruntersuchungen sind lediglich in der Lage, etwas zum Grad der Entzündung und zu Mangelerscheinungen sowie anderen Komplikationen auszusagen. Mikrobiologische Untersuchungen, sei es durch mikroskopischen, kulturellen oder auch serologischen Nachweis, sind wichtig für die Differentialdiagnose.

4.1 Klinische Untersuchung und Anamnese

Das klinische Bild wurde ausführlich im vorausgehenden Kapitel 3 dargestellt. Erinnert sei noch einmal an die möglicherweise dominierenden extraintestinalen Symptome, sowie die einfache Tatsache, daß der Morbus Crohn nicht zwangsweise mit Durchfällen einhergeht. Auch auf die typische Anamnese wurde bereits hingewiesen. Hier ist es auch wichtig, anamnestische Merkmale einer erregerbedingten chronischen entzündlichen Darmerkrankung zu erfragen, wie z. B. Reisen, vor allem auch ins weitere Ausland, Mitbetroffenheit von nahestehenden Personen, allgemeine Krankheitszeichen und ähnliches.

4.2 Endoskopische Verfahren

Seit der Entwicklung moderner flexibler Endoskope mit hoher Steuerbarkeit und bester Optik ist die endoskopische Untersuchung des Rumpfdarms ein unverzichtbares Diagnostikum. Im Prinzip können alle Darmabschnitte eingesehen werden. Die totale Enteroskopie mit Besichtigung des vollständi-

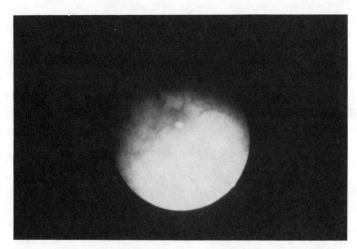

2a

2b

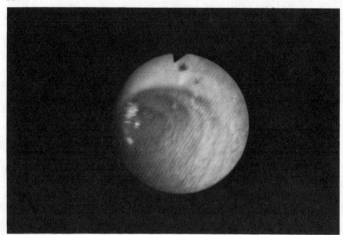

Abb. 2: Endoskopisch-makroskopische Frühveränderungen
a) bei Morbus Crohn; aphtoide Läsion in unauffälliger Schleimhautumgebung
b) bei Colitis ulcerosa; granulierte Schleimhaut und aufgehobene Gefäßzeichnung.

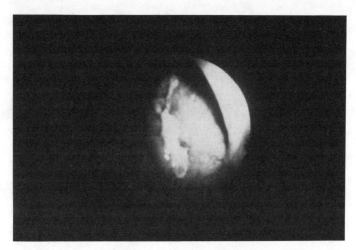

3a

3b

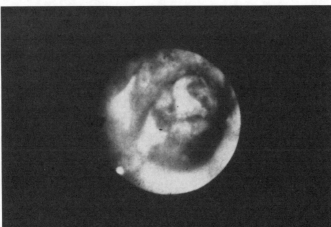

Abb. 3: Endoskopisch-makroskopische Veränderungen bei fortgeschrittener Erkrankung
a) bei Morbus Crohn; längsgestelltes Ulcus in unauffälliger Schleimhaut
b) bei Colitis ulcerosa; flächige, spontan blutende Ulzera in veränderter Schleimhaut.

gen Dünndarms hat sich jedoch zu Gunsten der praktikableren röntgenologischen Untersuchungen nicht durchgesetzt. Die Besichtigung des terminalen Ileums ist bei der Koloskopie gut möglich. Kontraindiziert sind, abgesehen von einer Rektoskopie, endoskopische Untersuchungen des Dickdarms bei schwersten und hochfloriden Krankheitszuständen wegen der Perforationsgefahr. Ansonsten liegt die Komplikationsrate in der Hand des Geübten unter 1 %. Die Koloskopie kann, insbesondere bei Patienten mit Morbus Crohn aufgrund der transmuralen Entzündung mit Umgebungsreaktion schmerzhaft sein.

Die Vorteile der Endoskopie liegen in der direkten farbigen Betrachtungsmöglichkeit, die auch kleinste und frühe Veränderungen besser als alle anderen Untersuchungsverfahren erkennen läßt. Zusätzlich kann man über das Endoskop Biopsiematerial gewinnen zur histologischen Beurteilung. Dies ist vor allem dann entscheidend, wenn es um die frühe Erkennung einer malignen Transformation geht. Ein weiterer Vorteil der Endoskopie ist die fehlende Strahlenexposition des Patienten. In dieser Hinsicht kann daher die Untersuchung beliebig oft wiederholt werden. Die Abb. 2a zeigt eine charakteristische Frühveränderung bei Morbus Crohn, eine aphtoide Läsion, wie sie z. B. mit radiologischen Verfahren übersehen werden kann. Die Veränderungen im entsprechenden Stadium einer Colitis ulcerosa sind in Abb. 2b abgebildet, nämlich granulierte diffus gerötete Schleimhaut mit aufgehobener Gefäßzeichnung. In Abb. 3a ist ein charaktersitisches längsgestelltes Ulcus in normaler umgebender Schleimhaut bei Morbus Crohn zu sehen, während die Abb. 3b den entsprechenden Befund bei Colitis ulcerosa demonstriert: diffuse Entzündung, flächige, bizarr geformte und spontan blutende Ulzera.

4.3 Bildgebende Verfahren

Unter bildgebenden Verfahren versteht man die klassischen röntgenologischen Untersuchungsmethoden, die Computertomographie, die Angiographie und die Sonographie. Die klassischen röntgenologischen Verfahren schließen die Abdomenübersichtsaufnahme, den retrograden Einlauf in Doppelkontrasttechnik und die Kontrastmitteldarstellung des Dünndarms mit oder ohne Magen ein. Die Abdomenübersichtsaufnahme ist einfach und trotzdem oft aussagekräftig. Wichtig ist sie nicht nur bei Perforationen zum Nachweis freier Luft, sondern das Ausmaß der Überblähung korreliert bei der Colitis ulcerosa mit der Schwere der Ulceration. Im Extremfall ist mit dieser einfachen Technik das Stadium des toxischen Megakolons zu diagnostizieren, wie das Beispiel in Abb. 4 demonstriert. Die Methode der retrograden Kontrastmitteldarstellung in Doppelkontrasttechnik ist heute

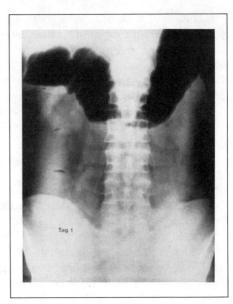

Abb. 4: Röntgenaufnahme des Abdomens bei schwerer Colitis ulcerosa (toxisches Megacolon).

auf einem sehr hohen technischen Niveau, so daß auch kleinere Veränderungen erkennbar sind. Wenngleich diese Untersuchung weniger Komplikationen als die Koloskopie hat, so ist auch hier grundsätzlich die Perforationsgefahr, insbesondere bei hochentzündlichen Krankheitszuständen zu berücksichtigen. In Abb. 5a und 5b sind typische Fallbeispiele bei Morbus Crohn und Colitis ulcerosa dargestellt.

Die röntgenologische Abbildung des Dünndarms ist entweder als Folgeuntersuchung einer Kontrastmitteldarstellung des Magens möglich (Magen-Dünndarm-Passage — MDP) oder mittels der modernen Enteroklysetechnik. Dabei wird (Abb. 6) das Kontrastmittel über eine Sonde, deren Spitze etwa am Treitzschen Band positioniert ist, direkt in den Dünndarm gegeben. Ohne daß dies durch vergleichende Untersuchungen ausreichend belegt wäre, wird vielerorts eine diagnostische Überlegenheit der Enteroklysetechnik bei Veränderungen im distalen Dünndarm angenommen. Die Domäne aller röntgenologischen Verfahren sind Untersuchungen bei Patienten mit Stenosen, die endoskopisch nicht überwindbar sind und Fisteldarstellungen.

Weitere röntgenologische Untersuchungsmethoden wie die Computertomographie (CT) und die Angiographie dienen keineswegs der primären Darmdiagnostik, sondern sie sind ausschließlich zur Diagnose von Komplikationen geeignet. Hierbei leistet die Angiographie für die Abklärung von schweren intestinalen Blutungen gute Dienste, während das CT Abszesse erkennen lassen kann.

Bilgebende Verfahren 33

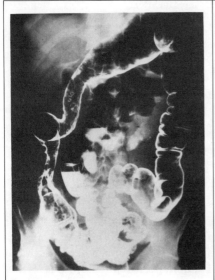
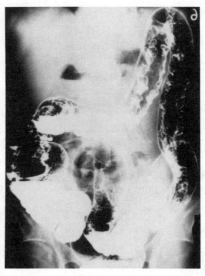

a) b)

Abb. 5: Röntgenkontrasteinlauf
a) bei Morbus Crohn — b) bei Colitis ulcerosa
weitere Beschreibung der Röntgenbefunde im Text.

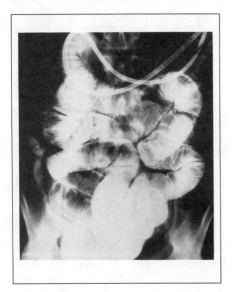

Abb. 6: Röntgenologische Darstellung des Dünndarms in Enteroklysetechnik; Morbus Crohn des terminalen Ileums.

Tab. 4: Wesentliche Unterschiede zwischen Endoskopie und Röntgen in der Diagnostik chronisch entzündlicher Darmerkrankungen

	Endoskopie	Röntgen
Betrachtung:	farbig, direkt	schwarz-weiß, indirekt
Auflösungsvermögen:	+ +	+
Perforationsgefahr:	+ +	+
Strahlenexposition:	—	+ + +
Biopsieentnahme:	möglich	—
Bei Stenosen:	Weiteruntersuchung oft nicht möglich	meist kein Untersuchungshindernis
Fisteldiagnostik:	kaum möglich	möglich

Die Abszeßdiagnostik kann auch mit einem anderen bildgebenden, nicht röntgenologischen Verfahren betrieben werden, nämlich mit der Sonographie. Im Idealfall kann die Sonographie auch Verdickungen der Darmwand erkennen (Kokardenphänomen). Dies kann im positiven Fall für das Vorliegen eines Morbus Crohn sprechen.

Zum Schluß der Darstellung röntgenologischer und endoskopischer diagnostischer Verfahren stellt sich immer die Frage der vergleichenden Wertigkeit. Abgesehen von der unterschiedlichen Verfügbarkeit, haben die beiden Verfahren spezielle Vorzüge und Nachteile (Tab. 4), die sie oft nicht zu konkurrierenden, sondern zu ergänzenden Methoden werden lassen. Es kommt dabei vor allem auf die individuelle Fragestellung an. Beachtet werden sollte jedoch, daß die Patienten mit chronisch entzündlichen Darmerkrankungen meist jung sind, daß sie eine normale Fertilität besitzen und daß das gastrointestinale Röntgen eine hohe Strahlenbelastung der Gonaden mit sich bringt. Die Indikation zu solchen Röntgenuntersuchungen, insbesondere wenn es um Verlaufsuntersuchungen geht, sollte daher besonders streng gestellt werden.

4.4 Histologische Beurteilung

Die Aussage des die Histologie Beurteilenden richtet sich nach dem in den vorausgegangenen Kapiteln beschriebenen Kriterien. An dieser Stelle sollen sie nicht wiederholt werden, sondern hier soll noch einmel auf einige problematische Punkte bei der histologischen Beurteilung hingewiesen werden. Der wichtigste Punkt ist, daß es nahezu kein spezifisches Kriterium für die Diagnose chronisch entzündliche Darmerkrankungen gibt, inbesondere auch nicht für die Differentialdiagnose Morbus Crohn/Colitis ulcerosa.

Das Riesenzellgranulom, das oft als pathognomisch für den Morbus Crohn betrachtet wird, entspricht diesem Anspruch nicht und ist außerdem bioptisch in weniger als 50% der Patienten nachweisbar. Mit der wichtigsten diagnostischen Kriterien für den Morbus Crohn sind transmurale, disproportionierte sowie diskontinuierliche Entzündungen. Alle diese Merkmale können aus technischen Gründen aus einer endoskopisch entnommenen Biopsie nicht oder nur andeutungsweise diagnostiziert werden. Besser sind die Möglichkeiten natürlich an einem Resektat. Daraus ergibt sich, daß für den Histologen multiple Biopsien aus verschiedenen Darmabschnitten mit genauer Lokalisationsangabe und die makroskopische Beschreibung von besonderer Wichtigkeit sind.

Man kann also zur Wertigkeit der histologischen Beurteilung vor allem der endoskopisch entnommenen Biopsie sagen, daß sie großen Einschränkungen unterliegt. Ihr Wert liegt nicht so sehr in der positiven Diagnose, sondern in der Feststellung, daß der histologische Befund gut mit makroskopischen oder klinischen Beurteilung übereinstimmt, und daß andere Erkrankungen, wie z. B. ein Tumor nicht vorliegen. Wenn der Histologe nicht in der Lage ist, die mit anderen Verfahren gestellte Diagnose einer chronisch entzündlichen Darmerkrankung zu bestätigen, so spricht das keineswegs gegen diese Diagnose.

4.5 Differentialdiagnose

Bei schleichendem Verlauf und/oder wenig ausgeprägter Symptomatik sind das Reizdarmsystem (Colon irritabile), die Lactoseintoleranz und das Syndrom der bakteriellen Überbesiedelung des Dünndarms wichtige klinische Differentialdiagnosen.

Liegen jedoch Entzündungszeichen bei den Laborparametern oder morphologische Veränderungen der Schleimhaut vor, so sind differentialdognostisch andere Darmentzündungen wie bakterielle, virale und parasitäre (Entero-)Kolitiden abzutrennen, sowie eine Divertikulitis und strahlenbedingte Enterokolitiden. Am häufigsten finden sich bakterielle Ursachen (Yersinien, Campylobacter jejuni/coli, enterotoxische E. coli, Salmonellen, Shigellen). Vor der endgültigen Diagnose Morbus Crohn oder Colitis ulcerosa muß deshalb eine sorgfältige mikrobiologische Ausschlußdiagnostik durchgeführt werden.

5. Ätiologie und Pathophysiologie

Seit Jahrzehnten wird mit großer Intensität nach der Ursache chronisch entzündlicher Darmerkrankungen geforscht. Bisher waren alle Bemühungen ergebnislos, einen einzelnen kausalen Faktor zu beschreiben. Die Schlußfolgerung, die man aus diesen gescheiterten Arbeiten gezogen hat, ist die, daß man heute im Allgemeinen davon ausgeht, daß nicht ein Einzelfaktor, sondern ein multifaktorielles Geschehen, gleichsam eine Ereigniskette zu dem Endgeschehen einer chronisch entzündlichen Darmerkrankung führt.

Eine besondere wissenschaftliche Schwierigkeit ist die Frage, handelt es sich bei einem pathologischen Geschehen um einen primären Faktor, also die Krankheitsursache oder um einen sekundären Faktor, der zwar einen Primärmechanismus zur Voraussetzung hat, ohne den es jedoch möglicherweise nicht zur vollständigen Ausprägung der Erkrankung kommt. Davon abzutrennen sind begleitende Krankheitserscheinungen, also Epiphänomene wie sie bei komplexen, insbesondere chronischen Krankheiten in vielfältiger Form auftreten können.

Aus diesen Überlegungen ergibt sich der Sinn der Kapitelüberschrift. In der Tat hat man eine Reihe von Faktoren erforscht, die sowohl in der Ätiologie als auch in der Pathologie chronisch entzündlicher Darmerkrankungen eine wichtige Rolle spielen können. Wie jedoch schon angedeutet, ist weder der primäre ätiologische Faktor, noch die Reihenfolge der Glieder in der pathophysiologischen Ereigniskette identifiziert.

Eine weitverbreitete Überlegung zur Entstehung chronisch entzündlicher Darmerkrankungen beruht auf einem Modell von Shorter [9]. Ein Antigen aus dem Darmlumen kommt unter einer krankheitsbedingten Veränderung der physiologischen Mukosabarriere mit immunkompetenten Abwehrmechanismen in der Darmwand in Kontakt. Aufgrund einer primär oder sekundär alterierten immunologischen Reaktion kommt es nicht zu einer folgenlosen Antigenelimination, sondern zur Reaktion in Form der chronischen Entzündung.

Das in diesem Modell postulierte Antigen aus dem Darmlumen könnte ein spezielles pathologisches Merkmal der Patienten mit Morbus Crohn oder Colitis ulcerosa sein, es könnte sich dabei aber, und diese Hypothese scheint sehr attraktiv, z. B. um ein bakterielles Antigen handeln, das bereits unter physiologischen Bedingungen im Darminhalt vorhanden ist. Als solche potentiell pathogene bakterielle Antigene werden u. a. die Endotoxine gram negativer Bakterien diskutiert.

Die Änderung der physiologischen Mukosabarriere, obgleich in ihrem Wesen unbekannt, könnte durch vielerlei Einflüsse bewirkt sein. An erster Stelle der Überlegungen stehen hier Ernährungseinflüsse wie zunehmende Aufnahme von raffinierten Kohlenhydraten oder von gehärteten Fetten. Es könnten aber auch Konservierungsstoffe sein oder mehrere potentiell toxische Umweltsubstanzen. In Frage kommen aber auch Viren oder weitere Mikroorganismen. Es wäre denkbar, daß nur einer dieser Faktoren die Mukosabarriere entscheidend ändert. Es könnte jedoch auch sein, daß eine Vielfalt von Möglichkeiten einer Schädigung wirksam ist. Dies könnte möglicherweise eine der Ursachen der unterschiedlichen klinischen Ausprägungen chronisch entzündlicher Darmerkrankungen sein.

Was die alterierte immunologische Reaktion betrifft, so kommt hier eine große Zahl der verschiedensten humoralen oder zellulären Mechanismen in Frage. Die Schwierigkeit ist hier nicht, daß bisher keine pathologischen Veränderungen gefunden werden konnten, sondern im Gegenteil, eine Vielfalt von Beschreibungen über pathologische Veränderungen oder Defekte im Immunsystem bei Patienten mit Morbus Crohn oder Colitis ulcerosa lassen es sehr wahrscheinlich scheinen, daß die Immunreaktion bei diesen Erkrankungen eine wichtige pathophysiologische Rolle spielt. Dabei handelt es sich sehr wahrscheinlich nicht um eine verminderte (defiziente) Immunlage, sondern eher um eine überschießende (autoaggressive) Immunreaktion. Diese Erkenntnis ist die Grundlage für die Durchführung einer immunsuppressiven Therapie bei chronisch entzündlichen Darmerkrankungen. Umgekehrt unterstützt der positive Effekt einer solchen Therapie die Hypothese von der zu Grunde liegenden überschießenden Immunreaktion.

Ohne Zweifel spielen genetische Einflüsse eine Rolle in der Pathophysiologie chronisch entzündlicher Darmerkrankungen. Wenn auch sicher kein Erbgang im klassischen Sinn besteht, so weisen Familienuntersuchungen darauf hin, daß möglicherweise ein disponierender Einzelfaktor, quasi die Bereitschaft zur Krankheit, genetisch determiniert ist.

Besonders eingegangen werden soll an dieser Stelle noch auf die Rolle der sogenannten Entzündungsmediatoren aus dem Arachidonsäurestoffwechsel. Die Arachidonsäure, ein ubiquitär im menschlichen Organismus vorkommendes Produkt aus dem Zellstoffwechsel, wird auf 2 verschiedenen Wegen weiter metabolisiert. Der eine ist der sogenannte Cyclooxygenaseweg, dessen bekanntesten Einzelprodukte die Prostaglandine sind, der andere ist der sogenannte Lipoxygenaseweg, dessen bekanntesten Einzelprodukte die Leukotriene sind. Leukotriene, besonders Leukotrien B$_4$, sind chemotaktisch wirksame Substanzen, d. h. sie vermögen Entzündungszellen wie Granulozyten in großer Zahl an den Ort einer primären Schädigung zu locken. Durch diesen Vorgang kann aus einem flüchtigen Reiz das Vollbild einer Entzündungsreaktion entstehen. Diese Erläuterungen machen klar, daß Leukotriene mit großer Wahrscheinlichkeit kein primäres ätiologisches Ereignis bei Morbus Crohn oder Colitis ulcerosa sind. Sie haben aber möglicherweise eine überragende pathophysiologische Bedeutung, indem sie aus einer unbedeutenden Schädigung durch Vermittlung der Entzündungsreaktion („Entzündungsmediatoren") die Schädigung vergrößern („Amplifikation der Entzündung") und so erst die Erkrankung ermöglichen. Auf diesen Punkt wird hier auch deswegen weiter eingegangen, weil sich mit der pharmakologischen Beeinflussung der Leukotriensynthese eine vielversprechende Behandlungsmöglichkeit andeutet. Corticosteroide hemmen den Arachidonsäurestoffwechsel gleich am Anfang der Kette.

Zugegebenerweise handelt es sich bei der Erwähnung von Faktoren mit möglicher ätiologischer Bedeutung bei chronisch entzündlichen Darmerkrankungen um eine subjektiv beeinflußte Auswahl. Grundsätzlich muß gesagt werden, das auf Grund der vollständigen Unkenntnis der Ätiologie von Morbus Crohn und Colitis ulcerosa jede Hypothese oder Spekulation ihre gleichberechtigte Wertigkeit hat [10]. Umgekehrt sollte aber auch vermieden werden, daß einzelne Überlegungen als gesicherte Wahrheit propagiert werden. Wichtig zu erwähnen ist, daß bisher keinerlei Hinweise dafür vorliegen, daß Colitis ulcerosa oder Morbus Crohn infektiöse (ansteckende) Erkrankungen sind.

6. Behandlung von Morbus Crohn und Colitis ulcerosa

Da der 2. Teil dieses Buches ausschließlich der systematischen Beschreibung der Therapie bei chronisch entzündlichen Darmerkrankungen gewidmet ist, sollen in diesem Abschnitt einige allgemeine Überlegungen zur Problematik der Therapieplanung bei diesen Patienten angestellt werden. Zusätzlich werden chirurgische Behandlungsmöglichkeiten erörtert und das Konzept eines konservativen Vorgehens diskutiert.

Da es aufgrund mangelnder Kenntnisse zu Ätiologie und Pathophysiologie chronisch entzündlicher Darmerkrankungen keine kausale Therapie gibt, sind alle therapeutischen Bemühungen auf die Besserung und Beseitigung von Symptomen gerichtet. Daraus ergibt sich eindeutig, daß es nicht *„die Behandlung"* bei Morbus Crohn oder Colitis ulcerosa gibt. Entscheidend für ein erfolgversprechendes Therapiekonzept ist es, die Vielfalt der Krankheitserscheinungen zu kennen und bei dem jeweiligen Krankheitszustand aus dem Arsenal der Möglichkeiten die richtige symptomatische Behandlung zu wählen. Bei dieser Problematik wird klar, daß die Erfahrung des behandelnden Arztes bei der Betreuung von Patienten mit chronisch entzündlichen Erkrankungen eine besondere Rolle spielt.

Grundsätzlich stehen chirurgisch-operative und konservative Behandlungsmöglichkeiten zur Verfügung. Gleich zu Anfang soll betont werden, daß es sich hierbei keinesfalls um konkurrierende Verfahren handelt, sondern nur eine enge Zusammenarbeit zwischen Chirurgen, Gastroenterologen, Internisten und Allgemeinmedizinern verspricht eine zufriedenstellende Betreuung von Patienten mit Morbus Crohn und Colitis ulcerosa.

6.1 Chirurgische Behandlung

Zwischen den beiden Erkrankungen besteht hinsichtlich einer chirurgischen Behandlungsmöglichkeit ein grundlegender Unterschied. Die Colitis ulcerosa ist definitionsgemäß eine Erkrankung des Kolons. Durch die Beseitigung des gesamten Dickdarms kann also das Zielorgan der Erkrankung beseitigt werden und so eine „Heilung" des Leidens erzielt werden. Im Gegensatz dazu kann sich die Crohnsche Erkrankung in allen Abschnitten des Rumpfdarms zeigen. Schon aus diesem Grund ist eine „Heilung" durch Entfernung des Krankheitszielorgans nicht möglich. Hier wird der symptomatische Charakter der Behandlung besonders deutlich. Ein lebensbedrohlicher Abszeß, eine normale Ernährung verhindernde Darmstenose und Fisteln, die keine wünschenswerte Lebensqualität zulassen, sind einige der Symptome, die eine Indikation zur Operation darstellen. Hier kann der Chirurg entscheidend zur Besserung des Krankheitszustandes beitragen — er kann allerdings nicht verhindern, daß die Krankheit erneut aktiv wird und wieder Komplikationen verursacht. So können immer wieder neue Operationen erzwungen werden. Wiederholte und ausgedehnte Darmresektionen können wiederum dazu führen, daß die Patienten nicht nur an den Folgen des Morbus Crohn leiden, sondern auch an den Auswirkungen eines Ausfalls wichtiger Darmfunktionen. Erwähnt seien hier chronisch chologene Diarrhoen (Gallensäurenverlustsyndrom) bei ausgedehnter Resektion des terminalen Ileums und das Kurzdarmsyndrom. Diese Folgen einer an sich oft segensreichen und lebensnotwendigen Operation haben heute zu dem Grundsatz eines möglichst sparsamen Resizierens geführt. Es soll soviel als möglich Darm erhalten bleiben. Diese Erkenntnis hat die Entwicklung sogenannter minimaler chirurgischer Eingriffe stimuliert. So wird z. B. bei geeigneter Stenose nicht mehr das entsprechende Darmsegment resiziert, sondern durch eine Art Myotomie wird das Darmlumen geweitet. Aus der Art des segmentalen Darmbefalls bei Morbus Crohn ergibt sich ein Vorteil; ein künstlicher Darmausgang ist nur in wenigen Fällen notwendig. Meist kann die Kontinuität der Darmpassage erhalten bleiben.

Im Gegensatz dazu ist bei einer Resektion infolge einer Colitis ulcerosa meist ein Anus praeter notwendig. Allerdings ist insgesamt eine Operation bei diesen Patienten viel seltener indiziert, als bei Patienten mit Morbus Crohn. Indikationen zur Resektion des Dickdarms bei Colitis ulcerosa sind: Perforation(en), konservativ nicht beherrschbares toxisches Megakolon, Anzeichen (Dysplasien) für oder vollentwickeltes Karzinom. In Einzelfällen kann die medikamentöse Therapie so nebenwirkungsreich und erfolglos sein, daß der Entschluß zur Resektion fällt. Bisher wurde dieser Schritt immer abgewogen gegen die Problematik eines endgültigen Anus praeters. In den letzten Jahren wurden jedoch neue Techniken entwickelt, wobei nach Entfernen des Dickdarms der Dünndarm nach Konstruktion eines Reservoirs an den natürlichen Darmausgang angeschlossen wird. Diese neuen, sogenannten kontinenzerhaltenden Operationen haben sehr ermutigende Ergebnisse gezeigt, und die Entwicklung dieser Technik ist noch nicht abgeschlossen. Auf jeden Fall scheint hier eine Lösung in Sicht, die dem Patienten mit Colitis ulcerosa die Angst vor dem Damoklesschwert eines drohenden Anus praeters nimmt.

6.2 Konservative Behandlung

Neben der chirurgischen Behandlung ist die medikamentöse Therapie die wichtigste Säule, auf die sich die Betreuung von Patienten mit chronisch entzündlichen Darmerkrankungen stützt. Das Therapiekonzept richtet sich dabei, abgesehen von Fällen mit speziellen Komplikationen, nach Schwere, Verlauf und Aktivität der Erkrankung. Zur Einschätzung der Krankheitsaktivität stehen in aufwendigen Studien erarbeitete und geprüfte sogenannte Aktivitätsindizes zur Verfügung. Am weitesten verbreitet ist bei Patienten mit Colitis ulcerosa der Index von Truelove und Witts [11] sowie bei Patienten mit Morbus Crohn der Index nach Best [12] oder auch derjenige von van Hees [13]. Im wesentlichen richten sich alle diese Indices nach klinischen Kriterien wie Stuhlfrequenz, Allgemeinbefinden, Bauchschmerzen, Untersuchungsbefund, Gewicht [12] oder nach Puls, Fieber und Blut im Stuhl [11]. Laboruntersuchungen und deren Ergebnisse spielen kaum eine Rolle. Bei der Aktivitätsbeurteilung der Colitis ulcerosa werden Hämoglobin und Blutsenkungsgeschwindigkeit herangezogen [11] bei Morbus Crohn der Hämatokrit [12] und das Serum-Albumin [13]. Endoskopie und Röntgen spielen für die Verlaufs- und Aktivitätsbeurteilung chronisch entzündlicher Darmerkrankungen eine untergeordnete Rolle. Sie sind nur bei besonderen Fragestellungen angezeigt.

Bei der hochakuten schweren Form der Colitis ulcerosa ist eine intensive stationäre Krankenhausbehandlung mit ausschließlicher parenteraler Therapie unerläßlich, die die Gabe von Corticosteroiden, die Zufuhr von großen Flüssigkeitsmengen und die Substitution von Eiweiß, Elektrolyten und Vitaminen beinhaltet. Bei mild bis mäßig aktiver Colitis ulcerosa ist je nach Schwere der Erkrankung eine Therapie mit Sulfasalazin angezeigt. Wie im zweiten Teil dieses Buches ausgeführt wird, deuten sich hier Neuerungen an, indem es möglich scheint, in Zukunft anstatt von Sulfasalazin, das vor allem aufgrund des Sulfonamidanteils zahlreiche Nebenwirkungen besitzt, 5-Aminosalicylpräparate (Mesalazin, Olsalazin), dem neben Sulfapyridin zweiten Anteil des Sulfasalzindoppelmoleküls einzusetzen. Interessant ist diese Entwicklung vor allem für die Behandlung von Patienten mit Colitis ulcerosa in Remission. Aufgrund mehrerer übereinstimmender Studien ist es nämlich klar geworden, daß durch Sulfasalazin bzw. durch 5-Aminosalicylsäurepräparate eine wirkungsvolle Rezidivprophylaxe betrieben werden kann. Bei Patienten ohne Dauertherapie kommt es etwa fünfmal häufiger zu einem Schub der Colitis als bei Patienten mit Dauertherapie. Daraus ergibt sich ein Muß zur medikamentösen Prophylaxe. Eine spezielle Colitis ulcerosa-Diät gibt es nicht. Bei aktiv entzündlichen Zuständen wird man möglichst leichte Kost empfehlen, während bei Patienten in Remission eine ausgewogene, ballaststoffreiche Mischkost das Stuhlverhalten günstig beeinflussen kann.

Bei Patienten mit schwerer und/oder aktiver Crohnscher Erkrankung ist die Therapie ähnlich wie bei Colitis ulcerosa. Im Unterschied dazu ist jedoch die Wirksamkeit von Sulfasalazin nicht so gut. Für die therapeutische Effektivität von 5-Aminosalicylsäurepräparaten bei aktivem Morbus Crohn gibt es bisher nicht genug Untersuchungsergebnisse. Weitere Medikamente, die bei aktivem Morbus Crohn als wirksam befunden wurden, sind Metronidazol und die ausschließliche Gabe von niedermolekularen Formeldiäten (Astronautenkost). Anstatt einer Therapie mit niedermolekularen Formeldiäten kann in Einzelfällen eine aufwendige Behandlung mit totaler parenteraler Ernährung erfolgen.

Ein Unterschied zum Behandlungskonzept bei Colitis ulcerosa ergibt sich bei Morbus Crohn in der Phase der Remission. Lange Zeit hat keines der getesteten Medikamente eine rezidivverhütende Wirkung zeigen können. Neuere Untersuchungen deuten darauf hin, daß auch bei Patienten mit Morbus Crohn eine Dauertherapie mit Sulfasalazin (bei darmresezierten Patienten) oder Mesalazin ein Wiederauftreten der Erkrankung vermindern kann. Bevor jedoch daraus eine allgemeine Empfehlung erfolgt, sollten noch bestätigende Studien abgewartet werden.

Eine Ausnahme stellen Patienten mit chronisch entzündlicher Aktivität dar, also solche Patienten, bei denen die Erkrankung über Monate und Jahre nicht zur Ruhe kommt. In der Regel kann diesen Patienten mit Corticosteroiden gut geholfen werden. Eine Langzeitgabe von Steroiden, insbesondere in höheren Dosen, ist jedoch auf Grund der Nebenwirkungen problematisch. In dieser Situation gibt es eine Indikation für Immunsuppressiva in Form des Azathioprins oder dessen Metaboliten 6-Mercaptopurin. Diese Substanzen können entweder Corticosteroide einsparen helfen oder sie ganz ersetzen. Nach mehr als einem Jahrzehnt Therapieerfahrungen kann man auch von einer vertretbaren Nebenwirkungshäufigkeit ausgehen. Insbesondere die immer wieder geäußerte Befürchtung einer Entwicklung von Malignomen unter einer Therapie mit Azathioprin hat sich nicht bestätigt. Trotzdem muß nachdrücklich gesagt werden, daß derartige Behandlungsverfahren in die Hand des Erfahrenen gehören.

In neuerer Zeit haben sich weitere Möglichkeiten einer immunmodulierenden Therapie angedeutet, nämlich mit Cyclosporin A und mit der hochdosierten Gabe von Immunglobulinen. Über beide Behandlungsverfahren liegen noch keine genügenden Erfahrungen aus kontrollierten Studien vor, so daß diese Therapien als experimentell bezeichnet werden müssen.

Zur Frage des Nutzens einer Diät bei Morbus Crohn gibt es viele Spekulationen, jedoch keine wirklich gesicherten Aussagen. Infolge der in vielen epidemiologischen Studien belegten Tatsache eines erhöhten Zuckerverbrauchs von Patienten mit Morbus Crohn hat man in mehreren Studien den therapeutischen Wert einer zuckerarmen Diät untersucht. Die Ergebnisse sind kontrovers, so daß sich keine strengen Regeln ableiten lassen. Es wird jedoch keinem Patienten schaden, wenn man ihn von einem übermäßigen Zuckerkonsum abrät. Eine weitere Hypothese betrifft die pathophysiologische Rolle von gehärteten Fetten in der Nahrung. Hierzu liegen noch weniger gesicherte Ergebnisse vor, so daß sich hieraus bisher auch keine Regeln ableiten lassen können. Letztlich bleibt übrig, den Patienten auf die Vermeidung von individuell unverträglichen Nahrungsmitteln hinzuweisen. Wegen der Proliferationstendenz der entzündlichen Veränderungen bei Morbus Crohn und der sich daraus ergebenden Stenosierungsgefahr raten viele von einer besonders ballaststoffreichen Ernährung ab. Dies gilt besonders für Patienten mit bekannter Stenose. Es soll aber nicht verschwiegen werden, daß sich einzelne Patienten unter einer ballaststoffreichen Ernährung besonders wohl fühlen.

Gerade bei dieser Frage zeigt sich wieder die Gültigkeit des eingangs Gesagten. Die Individualität des Krankheitsbildes und die Vielfalt der Krankheitserscheinungen erfordern den jeweils gezielten Einsatz der besten Behandlung aus dem Arsenal der Möglichkeiten. Eine enge interdisziplinäre Zusammenarbeit zwischen Chirurgen und konservativen Medizinern ist dabei unerläßlich.

Literatur

[1] Calkins, B. M., A. M. Lilienfeld, C. F. Garland, A. J. Mendeloff: Trends in incidence rates of ulcerative Colitis and Crohn's disease. Dig. Dis. Sci. *29*, 913—920 (1984)
[2] Goebell H., S. Förster, E. Dirks, J. Hotz, K. Schaarschmidt, F. W. Eigler: Morbus Crohn: Klinische Erfahrungsmuster in Beziehung zur Lokalisation. Eine prospektive Analyse an 300 Patienten. Med. Klinik *82*, 1—8 (1987)
[3] Malchow, H., M. Scheurlen, W. Daiss, B. Küster, P. Schmitz-Moormann: Localization of Crohn's disease. Gastroenterology *90*, 1531 (A) (1986)
[4] Both, H., K. Torp-Pedersen, S. Kreiner, C. Hendriksen, V. Binder: Clinical appearance at diagnosis of ulcerative Colitis and Crohn's disease in a regional patientgroup. Scand. J. Gastroenterol. *18*, 987—991 (1983)
[5] Edwards, F. C., S. C. Truelove: The course and prognosis of ulcerative colitis. Gut *4*, 299—315 (1963)
[6] Hermanek, P.: Pathologie des M. Crohn. In: Entzündliche Erkrankungen des Dünn- und Dickdarmes (Hrsg.: F. P. Gall, H. Groitl). Perimed Erlangen 1982; S. 53—61
[7] Elster, K.: Pathomorphologie diffuser Colitiden. In: Entzündliche Erkrankungen des Dickdarms (Hrsg. R. Ottenjann, H. Fahrländer). Springer Berlin 1983; S. 146—154
[8] Kruis, W., J. Eisenburg: Die Differentialdiagnose Morbus Crohn — Colitis ulcerosa. Dtsch. med. Wschr. *106*, 1003—1006 (1981)
[9] Shorter, R. G., K. A. Huizenga, R. J. Spencer: A working hypothesis for the etiology and pathogenesis of nonspecific inflammatory bowel disease. Dig. Dis. Sci *17*, 1024—1032 (1972)
[10] Sachar, D. B., M. O. Auslander, J. S. Walfish: Aetiological theories of inflammatory bowel disease. Clin. Gastroenterol. *9*, 231—257 (1980)
[11] Truelove, S. C., L. F. Witts: Cortisone in ulcerative colitis. Br. Med. J. *2*, 1041—1048 (1955)
[12] Best, W., J. Becktel, J. Singleton, F. Kern: Development of Crohn's disease activity index. Gastroenterology *70*, 439—444 (1976)
[13] Van Hees, P. A. M., P. H. van Elteren, H. J. J. van Lier, J. H. M. van Tongeren: An index of inflammatory activity in patients with Crohn's disease. Gut *21*, 279—286 (1980)

Teil B
Arzneimittel und andere therapeutische Maßnahmen

Gerhard Spangenberg

Hinweis zur Angabe von Interaktionen

Sofern die entsprechenden Interaktionen in Mikropharm 1 [10] aufgeführt wurden, erfolgte ihre Wertung nach diesem Schema. Es bedeutet hierbei:

(***) = Schwerwiegende Interaktion, d. h. daß diese Arzneimittelkombination für den Patienten lebensbedrohend sein kann, oder daß Intoxikationen oder bleibende Schädigungen für den Patienten entstehen, wenn Maßnahmen ausbleiben.

(**) = Mittelschwere Interaktion, d. h., daß diese Arzneimittelkombination häufig zu therapeutischen Schwierigkeiten führt, doch kann bei sorgfältiger Überwachung des Patienten (Überwachung der Laborwerte, Achten auf unerwünschte klinische Symptome) die Kombination verabreicht werden.

(*) = Geringfügige Interaktion.
Die Interaktion ist zu beachten, aber sie gefährdet den Patienten nur mittelbar, oder sie ist für einen bestimmten Patientenkreis zu beachten (z. B. Langsamacetylierer, Patienten mit eingeschränkter Leber- oder Nierenfunktion).

1. Einleitung

Chronische Erkrankungen stellen eine Belastung für die betroffenen Patienten, deren Familie und den behandelnden Arzt dar. Dies gilt insbesondere für Erkrankungen, deren Ursache ungeklärt ist und die so selten sind, daß sowohl der Hausarzt, der Patient und seine Familie, als auch der Apotheker damit wenig oder keine Berührung haben.

Die psychosozialen Auswirkungen sind nicht selten ebenso schwer zu ertragen wie die Krankheit, und im sozialen Umfeld stoßen die Betroffenen häufig auf Unverständnis; mit dem Tabu-Bereich des menschlichen Körpers und seinen Erkrankungen wollen weite Teile der Gesellschaft nicht konfrontiert werden.

In einer Fragebogen-Untersuchung von 270 Patienten wurden die sozialen Auswirkungen des Morbus Crohn untersucht.

Als Ergebnis (Tab. 1) ist erkennbar, daß Crohn-Patienten oft unter erheblichen zusätzlichen sozialen Schwierigkeiten zu leiden haben. Dennoch gelingt etwa drei Viertel der Betroffenen ein Leben ohne ernsthafte schulische oder berufliche Folgen [1].

Tab. 1: Soziale Auswirkungen des Morbus Crohn (nach [1])

Patienten	Soziale Auswirkungen
10%	Schulische und berufliche Ausbildung im Mittel um ein Jahr verzögert oder ganz abgebrochen
10%	Berufswechsel durch Erkrankung nötig
10%	Vorläufig oder dauernd berentet
23%	Wesentliche Beeinträchtigung in Ausbildung und Beruf, wenn Krankheitsbeginn nach dem 20. Lebensjahr auftritt
23,5%	Nicht voll arbeitsfähig
36%	Behinderung der Freizeitaktivität
36%	Wesentliche Beeinträchtigung in Schule und Beruf, wenn Krankheitsbeginn vor dem 20. Lebensjahr auftritt
44%	Beziehung zu Familie und Partner beeinträchtigt

Um über allen Zahlen die Beschwerden, Ängste und Sorgen der Betroffenen nicht zu vergessen, möchte ich in Ausschnitten folgende Schilderung eines Betroffenen wiedergeben (DCCV-Rundbrief, Ausgabe 10):

„Meine Frau hat Morbus Crohn ...

Anfänglich war es eine große Unbekannte, diese Krankheit mit Namen Morbus Crohn, etwas Unfaßbares, das den Versuch unternahm, alles zu erdrücken. Sämtliche Träume und Hoffnungen schienen auf einmal wie Seifenblasen zu zerplatzen.

Zurück blieb nur die große Angst um einen Menschen, der einem sehr viel bedeutet ...

Die Gedanken kreisen immer wieder um Morbus Crohn, aber ja nicht aussprechen, ja nicht den Kranken noch mehr belasten, mit diesen eigenen Ängsten verrückt machen ...

... die Schmerzen werden schlimmer.

Ratlos von Arzt zu Arzt.

Die ersten Schwierigkeiten am Arbeitsplatz. Man ist ja nicht mehr zuverlässig genug, muß sich zu oft krank melden ...

Das Arbeiten fällt ihr immer schwerer. Ich sehe es, soll ich ihr schon sagen, sie solle aufhören? Sie noch mehr entmutigen, zugleich entwerten? Ein zaghafter Versuch trifft bei ihr auf strikte Ablehnung! Verständlich, oder? Würdest dich genauso fühlen, wenn es dir so erginge. Einige Zeit vergeht wieder mit ständig zunehmenden Schmerzen. Die nächste Untersuchung ...

Das Gespräch mit dem Arzt.

Es ist furchtbar, um zu sagen vernichtend, zerstört den Trieb eines kleinen Pflänzchens, das sich erst vor kurzem eingenistet hatte, mit dem Namen Hoffnung, vollkommen. Völlig am Boden zerstört, überhaupt keine Chance der Heilung ...

Sie kann nicht mehr arbeiten und sie sieht es auch ein, aber unter dem Aspekt: es könnte besser werden, kein Streß und keine körperliche Anstrengung mehr. Schließlich Antrag auf **Berufsunfähigkeitsrente,** nur mit großem Widerwillen, es kostet sie sehr große Überwindung; ...

Nach dem ersten Jahr zu Hause tritt optisch eine leichte Besserung ein. Nun ist auch die ‚Berufsunfähigkeit' akzeptiert. Denken wir jedenfalls. Die nächste Ernüchterung läßt nicht lange auf sich warten, bis zur nächsten Untersuchung.

Nichts ist besser geworden ...

Es vergehen weitere fünf Jahre, die wir mehr schlecht als recht ‚hinter uns bringen'.

Und wieder spitzt sich die Situation zu. Sie kann nur noch ‚Astronautenkost' essen.

So kann es doch nicht weitergehen. Wir müssen etwas unternehmen. Und nun haben wir großes Glück: wir lernen die DCCV (Anm.: Deutsche Morbus Crohn/Colitis ulcerosa Vereinigung e. V.) kennen; also die richtigen Leute zum richtigen Zeitpunkt.

In langen Gesprächen finden wir auch einen Weg, dem Dilemma ein Ende zu machen.

Eine neuerliche Untersuchung . . .

Eine Operation ist unumgänglich. Aber es wird nur ein kleines Stück Dünndarm entfernt werden müssen. Und ein künstlicher Darmausgang, die große Angst, die sie hatte, kommt auch nicht in Frage.

Meine Frau übersteht die Operation erstaunlich gut, ist wie ausgewechselt. Endlich wieder essen zu können . . .

Eines haben wir auf jeden Fall geschafft, wir haben nicht resigniert . . . wir haben den Morbus Crohn nicht besiegt, aber doch eine entscheidende Runde gewonnen."

Oft zu spät erkannt . . .

Prinzipiell besteht die Gefahr, daß die Leitsymptome entzündlicher Darmerkrankungen, wie sie im ersten Teil des Buches beschrieben sind, zu spät erkannt werden.

Es besteht nun die Gefahr, daß diese Symptome irrtümlicherweise einer infektiösen Darmentzündung zugeordnet werden, die dann in vielen Fällen (ungezielt) antibiotisch behandelt wird.

Umgekehrt wird mancher spezifische Darminfekt, hervorgerufen durch Yersinien, Salmonellen, Shigellen, Entamoeben, Rund- und Peitschenwürmer im Sinne eines Morbus Crohn oder einer Colitis ulcerosa mißdeutet.

Eine dritte Irrtumsmöglichkeit besteht darin, daß eine diskrete Symptomatik, gelegentlich verbunden mit rheumatischen Beschwerden oder depressiver Verstimmung, mit einer Darmerkrankung überhaupt nicht in Verbindung gebracht oder als Reizkolon abgetan wird. Schließlich kann sich auch unter Gedeihstörungen von Kindern und einer scheinbaren Anorexia nervosa ein Morbus Crohn verbergen.

Für solche Fehldeutungen spricht, daß von etwa 40 000 Ärzten für Allgemeine oder Innere Medizin in der Bundesrepublik nur etwa 15 Prozent Medikamente verschreiben, die bei Colitis ulcerosa und Morbus Crohn wirksam sind [4].

So verwundert es nicht, wenn die Zahl derjenigen, die tatsächlich an Morbus Crohn oder Colitis ulcerosa leiden, z. Zt. insgesamt auf ca. 300 000 geschätzt wird [5], während die Literatur [2, 3] zur Prävalenz insgesamt ca. 50 000 angibt.

Wie aus Teil A ersichtlich, erkranken besonders junge Menschen an Morbus Crohn und dies mit zunehmender Tendenz.

Da es sich um ein chronisches Krankheitsgeschehen handelt, wogegen es zwar etablierte Behandlungsschemata gibt, aber keine Kausaltherapie, bedeutet die Aussicht, ein ganzes Leben lang mit dieser Krankheit und Arzneimitteln leben zu müssen, eine außerordentliche psychische Belastung.

In dieser Situation ist es gut, wenn neben dem behandelnden Arzt auch der Apotheker als Ansprechpartner fungieren kann. Erweist er außer der notwendigen menschlichen Anteilnahme sich auch als ein hilf- und kenntnisreicher Berater, wird er einen dankbaren Kunden gewonnen haben.

2. Arzneimittel zur Behandlung entzündlicher Darmerkrankungen

Die konservative Therapie von Colitis ulcerosa und Morbus Crohn ist komplex und umfaßt verschiedene medikamentöse und diätetische Therapieprinzipien.

Mit ihnen läßt sich aber weder einzeln noch in Kombination eine Heilung erzielen.

Es ist heute jedoch möglich, mit einer auf jeden einzelnen Patienten zugeschnittenen Therapie akute Schübe zu beherrschen und das Rezidivrisiko zu verringern.

Als Resultate zahlreicher Studien, die u. a. zur Erstellung einheitlicher Therapieschemata durchgeführt wurden, werden heute Glucocorticoide und Sulfasalazin (evtl. auch dessen Metabolit 5-Aminosalicylsäure) als Standardsubstanzen angesehen, die in begrenztem Umfang bei spezieller Indikation durch Metronidazol und Azathioprin ergänzt werden können.

2.1 Glucocorticoide

Glucocorticoide sind in der Standardliteratur so ausführlich beschrieben, daß in diesem Rahmen nur besonders wichtige Sachverhalte dargestellt werden sollen.

Zur oralen Anwendung werden bei entzündlichen Darmerkrankungen die synthetischen, nicht-fluorierten Glucocorticoide Prednison, Prednisolon und Methylprednisolon — u. a. wegen ihrer kurzen Halbwertzeit — bevorzugt.

(Formeln von Cortison, Hydrocortison, Prednison, Prednisolon, Methylprednisolon siehe rechts.)

2.1.1 Wirkungsmechanismus

Wie alle Glucocorticoide diffundieren sie durch die Zellmembranen und gehen eine Bindung mit zytoplasmatischem Rezeptorprotein ein. Dieser Hormon-Rezeptor-Komplex wird in den Zellkern übernommen und indu-

Strukturformel	Internationaler Freiname
	Cortison
	Hydrocortison (Cortisol)
	Prednison
	Prednisolon
	Methyl-prednisolon

ziert die Biosynthese spezifischer Proteine, die die Hormon-typischen Zellleistungen bewirken.

Aufgrund dieses Mechanismus
- setzt die Wirkung bei parenteraler Anwendung verzögert ein (20—60 Minuten)
- hält die Wirkung länger an (Biologische Halbwertzeit), als es der Plasmahalbwertzeit entspricht
- ist eine zirkadiane oder alternierende Behandlung überhaupt möglich.

Die zur Behandlung der entzündlichen Darmerkrankungen erwünschten immunsuppressiven und antiphlogistischen Effekte lassen sich erst durch unphysiologisch hohe Dosierung (pharmakologische Dosen) erreichen.

Die **immunsuppressive (antiallergische) Wirkung** geht auf eine Einschmelzung des lymphatischen Gewebes mit Abnahme und Verringerung der Lymphozyten zurück. Infolge Beeinflussung der Lymphokin-Bildung wird die Makrophagen- und Lymphozytenmigration gehemmt. (Anm.: Lymphokin ist ein Sammelbegriff für Mediatorsubstanzen, wozu u. a. ein die Makrophagen aktivierender Faktor, zytotoxische und wachstumshemmende Faktoren sowie Interleukin-2 gehören.) Darüber hinaus scheinen Glucocorticoide auch die Antigenerkennung durch Lymphozyten zu verändern.

Die Antigen-Antikörper-Reaktion wird nicht beeinflußt.

Die **antiphlogistische Wirkung** scheint darauf zu beruhen, daß intrazellulär die Synthese eines spezifischen Proteins (Lipocortin = Lipomodulin, Makrocortin) angeregt wird, das die Phospholipase A_2 der Zellmembran hemmt. Eine Hemmung dieser Phospholipase bewirkt, daß die an Membranphospholipide gebundene Arachidonsäure nicht freigesetzt wird.

Bei Läsionen der Zellmembran wird nun weniger Arachidonsäure zur Bildung der Entzündungsmediatoren freigesetzt, die vor allem auf dem Lipoxygenaseweg entstehen (vgl. dazu Abb. 4).

Die ebenfalls erhöhten Prostaglandine, die auf dem Cyclooxygenaseweg entstehen, werden derzeit eher als Begleiterscheinung bei Entzündungen der Darmschleimhaut betrachtet [6].

Es ist noch unklar, ob auch andere antiphlogistische Wirkungen der Glucocorticoide wie Hemmung der Leukozyten- und Makrophagenfunktion, Hemmung der Exsudation von Plasma und Stabilisierung von Lysosomenmembranen auf diesen Wirkungsmechanismus zurückzuführen sind.

2.1.2 Dosierung, allgemeine Richtlinien

- Es wird die niedrigste therapeutisch erforderliche Dosis verwendet. Eine kurzzeitig hochdosierte Glucocorticoid-Gabe (bis 10 Tage) wird als nicht bedenklich angesehen. Eine initial hohe Dosis (meist 40—80 mg Prednisolon) sollte in kurzer Zeit auf eine Erhaltungsdosis innerhalb der zweifachen Cushing-Schwellendosis (s. Tab. 2) abgebaut werden. Dieses Vor-

Glucocorticoide 55

Tab. 2: Vergleich der Wirkungsstärken sowie der Plasmahalbwertzeiten und biologischen Halbwertzeiten von Glucocorticoiden. Die biologischen Halbwertzeiten sind in kurzwirksame (K entspricht 8—12 Stunden), mittellangwirksame (M entspricht 12—36 Stunden) und langwirksame Substanzen (L entspricht > 48 Stunden) aufgeteilt. Innerhalb der einzelnen Gruppen bestehen deutliche Unterschiede; so ist Triamcinolon von den mittellangwirksamen Substanzen die mit der längsten Halbwertzeit. Die angegebenen Wirkungsstärken beziehen sich auf die orale oder intravenöse Gabe der Substanz. Intramuskuläre Gabe, Veresterung der Substanzen sowie andere galenische Zubereitungen bewirken über die Beeinflussung der Pharmakokinetik eine Änderung der Wirkungsstärke. Die Cushing-Schwellen-Dosis wird durch individuelle Faktoren beeinflußt. Die angegebenen Zahlen sind daher nur Richtwerte (aus: W. Forth, D. Henschler, W. Rummel: Allgemeine und spezielle Pharmakologie und Toxikologie. Wissenschaftsverlag Mannheim/Wien/Zürich, 1987, 432).

Steroid	Halbwertzeit im Plasma (Minuten)	Biologische Halbwertzeit	relative glucocorticoide Potenz	relative mineralocorticoide Potenz	sog. Cushing-Schwellen-Dosis mg/d)	Handelsnamen
Cortisol	90	K	1	1	30	Hydrocortison Hoechst® Hydrocortison®
Cortison	90	K	0,8	0,8	40	Cortison CIBA®
Prednison	>200	M	4	0,6	7,5	Decortin® Hostacortin®
Prednisolon	>200	M	4	0,6	7,5	Decortin H® Hostacortin H® Deltacortril® Scherisolon® Ultracorten H®
6α-Methylprednisolon	>200	M	5	—	6	Medrate® Urbason®
Fluocortolon (6α-Fluor-16α-methyl-1-dehydrocorticosteron)	>200	M	5	—	7,5	Ultralan®
Triamcinolon[1] (9α-Fluor-16α-hydroxy-prednisolon)	>200	M	5	—	6	Delphicort® Extracort® Triam-oral® Volon®
Paramethason (6α-Fluor-16α-methyl-prednisolon)	>300	L	10	—	3	Monocortin®
Betamethason (9α-Fluor-16β-methyl-prednisolon)	>300	L	30	—	1	Betnesol® Celestan®

[1] Triamcinolon-Acetonid (z. B. Triam-Injekt 40®, Volon A®), muß als Stoff sui generis betrachtet werden; seine relative glucocorticoide Potenz im Vergleich mit Cortisol ist, wahrscheinlich aufgrund der unterschiedlichen Pharmakokinetik, noch höher als die von Triamcinolon.

Tab. 2 (Fortsetzung)

| Dexamethason (9α-Fluor-16α-methyl-prednisolon) | >300 | L | 30 | — | 1,5 | Auxiloson® Decadron® Fortecortin® Millicorten® |

[1] Triamcinolon-Acetonid (z. B. Triam-Injekt 40®, Volon A®), muß als Stoff sui generis betrachtet werden; seine relative glucocorticoide Potenz im Vergleich mit Cortisol ist, wahrscheinlich aufgrund der unterschiedlichen Pharmakokinetik, noch höher als die von Triamcinolon.

gehen ist bei Colitis ulcerosa angebracht. Von Morbus-Crohn-Patienten ist jedoch seit längerer Zeit bekannt, daß sie Glucocorticoide unterschiedlich gut resorbieren [57], so daß dadurch die übliche Cushing-Schwellen-Dosis außer Kraft gesetzt wird.
Eine effektive Glucocorticoid-Therapie wird hier alleine durch den klinischen Eindruck des Patienten bestimmt, wobei eine hochdosierte, längerdauernde Therapie (3—4 Monate) erforderlich sein kann.

- Bei Dauerbehandlung **zirkadiane Anwendung** vorteilhaft. Die Gesamtdosis ist morgens vor 8 Uhr einzunehmen, da dadurch die Rhythmik der körpereigenen Cortisol-Produktion nicht beeinträchtigt wird (Abb. 1, Abb. 2). Falls es der Erkrankungsverlauf zuläßt, ist eine **alternierende Gabe** noch günstiger.
  Der Nutzen einer **intermittierenden** Therapie (z. B. dreitägige Behandlung, viertägiges behandlungsfreies Intervall) soll nur dem einer alternierenden Therapie entsprechen [7], wird jedoch für Kinder im Wachstumsalter empfohlen [8, 9].
- Nach längerer Behandlungsdauer nicht abrupt, sondern ausschleichend absetzen.

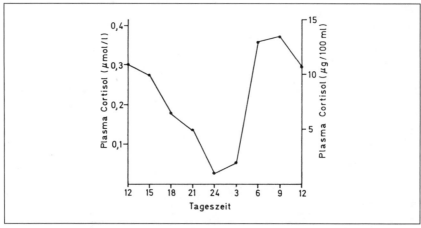

Abb. 1: Tagesrhythmus des Cortisolspiegels im Blutplasma (nach Messungen von Doe et al. 1956) (aus: P. Karlson, W. Gerok, W. Groß: Pathobiochemie, G. Thieme, Stuttgart 1978, 203).

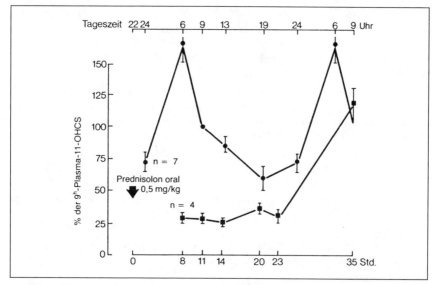

Abb. 2: Störung des endogenen Cortisol-Rhythmus durch exogene Kortikoidzufuhr. Die Abb. zeigt Cortisol-Tagesprofile von 7 Gesunden (obere Kurve) und 4 Personen, welche einmalig um 22.00 Uhr 0,5 mg/kg Prednisolon oral eingenommen haben (untere Kurve). Es ergibt sich, daß nach der abendlichen Kortikoidgabe der normale Anstieg am nächsten Morgen fehlt, daß die Hormonproduktion den ganzen Tag über supprimiert ist und daß erst am übernächsten Morgen (35 Std. später) die Funktion des Endokriniums wieder normal ist (nach Müller-Bardorff) (aus: Kaiser: Praxis der Cortisontherapie, Urban & Schwarzenberg, München, Wien, Baltimore 1982, 21)

Gefahren beim Absetzen einer Steroid-Therapie:
- Wenn Grundkrankheit noch nicht spontan abgeheilt oder durch Basistherapie beeinflußt ist: Krankheitsrezidiv
- Bei abruptem Absetzen: Symptome einer aktuen Nebennierenrindeninsuffizienz
- Bei zu schnellem Absetzen einer Langfrist-Therapie: Cortison-Entzugssyndrom („Cortisonismus", psychophysische Cortisonabhängigkeit)

Eine in früheren Jahren gelegentlich empfohlene zusätzliche ACTH-Gabe in der Absetzphase hat keine Vorteile, sondern verstärkt den endokrinen Schaden [8].

2.1.3 Unerwünschte Wirkungen

Diese sind abhängig von Dosis und Dauer der Behandlung sowie von Alter, Geschlecht und Grunderkrankung des Patienten.

Bei länger dauernder systemischer Anwendung (über 14 Tage) sind unerwünschte Wirkungen zu erwarten, wenn die Cushing-Schwellen-Dosis überschritten wird. (Dies gilt selbstverständlich nicht für die Substitutionsbehandlung bei Nebennierenrinden-Insuffizienz.)

Als Cushing-Syndrom — äußerlich an einer veränderten Fettverteilung (Mondgesicht, Stammfettsucht) erkenntlich — wird die Summe unerwünschter Glucocorticoid-Effekte bezeichnet.

Als unerwünschte Wirkungen können Beeinflussungen folgender Bereiche auftreten:

- **Zentralnervensystem**
  Besonders hervorzuheben ist die Wirkung auf die Psyche der Patienten. Auffällig sind gesteigerte Affektlabilität (etwa $2/3$ zeigen euphorisches Verhalten $1/3$ depressives Verhalten [mit Suizidgefahr]), Konzentrationsstörungen, Schlafstörungen, ... Infolge der psychischen Wirkungen ist bei Dauerbehandlung eine Abhängigkeitsentwicklung möglich (s. „Cortisonismus"; 2.1.2)
  Ferner:
  Senkung der Krampfschwelle, gesteigerte Erregbarkeit und Unruhe, latente Epilepsie kann manifest werden.
- **Stoffwechsel**
  Hyperglykämie, verminderte Glukosetoleranz; ein latenter Diabetes mellitus kann manifest werden.
- **Elektrolythaushalt**
  Natrium- und Flüssigkeitsretention begünstigen die Ausbildung hypertoner Zustände und Ödeme, erhöhte Kaliumausscheidung, Alkalose.
- **Immunsystem**
  Wegen der Beeinträchtigung von Lymphozytenzahl und -funktion erhöhte Infektionsgefahr, Auftreten von Virus- und Pilzinfektionen.
- **Muskulatur/Skelett**
  Aufgrund des erhöhten Eiweißabbaus kann es zu Muskelschwäche, Osteoporose (Wirbelkompressions-Syndrome bis zu Kompressionsfrakturen, besonders bei Frauen in der Menopause) und Gelenkdestruktionen durch Hemmung der Kollagen-Synthese kommen.
- **Haut**
  Verzögerte Wundheilung, Ulcus cruris und Atrophie („Papierhaut").
- **Magen/Darm**
  Aktivierung von peptischen Geschwüren mit Perforationsgefahr.
- **Auge**
  Glaukomgefahr und irreversible Linsentrübung, besonders bei Kindern.
- **Hormonale Regulation**
  Verstärkte Sexual-, Körper- und Gesichtsbehaarung bei Frauen (Hirsutismus), evtl. Akne-Neigung, Amenorrhoe, bei Kindern Wachstumshemmung. Suppression der Nebennierenrinden-Funktion, insbesondere bei nicht-zirkadianer Anwendung, dadurch lebensbedrohliches Risiko in Streß- und Belastungssituationen.

2.1.4 Anwendung während Schwangerschaft und Stillperiode

Eine Anwendung ist bei strenger Indikationsstellung völlig gerechtfertigt. Die Gabe hoher Glucocorticoid-Dosen sollte während des 1. Trimenons vermieden werden, da theoretisch das Risiko von Mißbildungen des Foetus besteht. In Tierexperimenten wurden vermehrt Gaumenspalten beobachtet. Beim Menschen sind solche Schäden jedoch nicht in überdurchschnittlicher Häufung eingetreten. Deshalb besteht kein Grund zum Abbruch der Schwangerschaft [8] oder Absetzen der Glucocorticoid-Anwendung [12].

Bei bestehender Indikation sollte Prednison oder Prednisolon allen anderen Glucocorticoiden vorgezogen werden, da der Durchtritt durch die Placenta am geringsten ist.

Glucocorticoide erscheinen in der Muttermilch in Mengen, die das Wachstum und die kindliche Corticoid-Produktion hemmen können.

2.1.5 Kontraindikationen

Für eine Substitutionstherapie sowie für den akuten Notfall gibt es keine Kontraindikation.

Relative Kontraindikation sind:
- Magen- und Darmgeschwüre
- ausgeprägte Osteoporose
- Psychosen
- Myasthenia gravis pseudoparalytica: d. i. eine durch Störung der neuromuskulären Reizübermittlung bedingte gesteigerte Ermüdbarkeit besonders der Sprach-, Kau- und Schluckmuskulatur und des Lidhebers.
- Glaukom
- Diabetes mellitus
- Systemmykosen
- Viruserkrankungen (in den ersten 4—5 Tagen, wenn eine wirksame Chemotherapie nicht zur Verfügung steht, da hier die Antikörperbildung noch voll im Gange ist)
- Tuberkulose (aktive als auch ruhende Tbc)
- Anwendung von Lebendimpfstoffen (es können jedoch Totimpfstoffe oder Toxoidimpfstoffe verabreicht werden).

2.1.6 Interaktionen

- **Barbiturate (**), Hydantoine (**), Rifampicin (**)**
  Diese können die Glucocorticoid-Wirkung vermindern, indem sie eine beschleunigte Metabolisierung der Glucocorticoide (durch Induzierung mikrosomaler Leberenzyme) verursachen. Die Interaktion kann noch einige Zeit (Tage bis Wochen) nach Absetzen des Enzyminduktors anhalten.

- **Kaliuretische Diuretika (**), Herzglykoside (*), Laxanzien**
  Hypokaliämie wird durch Glucocorticoide verstärkt. Bei Digitalisglykosiden kommt es zur Erhöhung der Glykosidempfindlichkeit; Gefahr einer Herzglykosid-Intoxikation.
- **Orale Antidiabetika (Sulfonylharnstoffe **), Insulin**
  Der diabetogene Effekt kann einen erhöhten Bedarf an Antidiabetika bedingen.
- **Salicylate, nicht-steroidale Antiphlogistika (**)**
  Es kann zur Schädigung der Magenschleimhaut, zur Reaktivierung von Ulcera und intestinalen Blutungen kommen.
- **Orale Antikoagulanzien (**)**
  Die Wirkung oraler Antikoagulanzien kann abgeschwächt werden, da Glucocorticoide u. a. eine Erhöhung der Thrombozytenzahl bewirken. Gleichzeitig kann die Blutungsneigung durch den ulzerogenen Effekt der Glucocorticoide erhöht sein.

2.1.7 Allgemeine Hinweise

- Die einfachste und wichtigste Empfehlung ist die, für eine ausreichende und regelmäßige körperliche Betätigung zu sorgen, wobei sich Schwimmen als ideale Möglichkeit anbietet. Keinesfalls darf auf eine angemessene körperliche Betätigung verzichtet werden!
- Die Nahrungsaufnahme hat keinen Einfluß auf die Resorption von Glucocorticoiden.
- Zweckmäßig ist eine kaliumreiche Ernährung (Kaliumreiche Nahrungsmittel: Tab. 9.5) oder sogar Kaliumsubstitution (Tab. 9.6) bei verringerter Natrium-Zufuhr.
- Ebenfalls zweckmäßig erscheint die Gabe von Vit. D und — zeitlich versetzt zur Glucocorticoid-Anwendung, da evtl. Adsorptionsvorgänge resorptionsbehindernd wirken (Prednison) — Antacida [11].
- Auf erhöhtes Eiweiß-Angebot im Speiseplan achten.

2.1.8 Glucocorticoide zur lokalen (rektalen) Applikation

Eine lokale Anwendung ist vor allem bei entzündlichen Erkrankungen im Dickdarmbereich (Colon descendens, Rectum) sinnvoll (vgl. hierzu auch 2.5.1 und 2.5.2.3) und bei Colitis ulcerosa wichtig. Da diese Erkrankung von rektal nach oral kontinuierlich fortschreitet, sind gerade durch Klysmen gute lokale Effekte möglich.

Die Anwendung erfolgt beim aktuen Krankheitsschub für etwa 2—4 Wochen.

Sie soll zu einer solchen Tageszeit durchgeführt werden, die sicherstellt, daß die Klysmen oder der Schaum möglichst lange im Darm gehalten werden können, um einen guten lokalen Effekt zu erzielen. Dies ist bei der hohen Stuhlfrequenz im akuten Schub nicht einfach: größere applizierte Flüssigkeitsmengen erschweren dies darüber hinaus.

Eine abendliche Anwendung steht zwar im Widerspruch zur Rhythmik der körpereigenen Cortisol-Bildung (vgl. Abb. 1 und 2), stellt aber üblicherweise eine ausreichend lange Verweildauer sicher. Ferner kann eine morgendliche Anwendung, mit anschließender mehrstündiger Bettruhe, erwogen werden.

Da die Glucocorticoide teilweise resorbiert werden, gelten auch für die lokale Applikation die unter 2.1.3—2.1.6 gemachten Angaben.

Ebenfalls soll die Behandlung ausschleichend beendet werden, indem die Abstände zwischen den einzelnen Anwendungen verlängert werden. Eine plötzliche Beendigung der Behandlung ist zu vermeiden.

Seit einiger Zeit versucht man mit schwer resorbierbaren Glucocorticoiden systemische Effekte zu minimieren, wobei Beclometason-dipropionat gute topische Wirkung zeigt, ohne die endokrinen Funktionen zu verändern [61].

Es ist z. Zt. nur in der Schweiz als ENDOCLYS 0,5 mg Klysmen (Essex Luzern) im Handel [10], wird aber auch vereinzelt in deutschen Krankenhausapotheken rezepturmäßig hergestellt (Rezeptur kann über den Autor erhalten werden).

Praktische Hinweise zur Anwendung

- Klysma im Wasserbad leicht erwärmen
- Wird eine Suspension verwendet, Beutel vor Anwendung durchkneten
- Einführungsrohr mit etwas Vaseline, Wasser oder etwas Klysma-Flüssigkeit gleitfähig machen
- Einführungsrohr vorsichtig einführen und Beutelinhalt langsam durch Einrollen (wie eine Tube) entleeren
- Einführungsrohr zurückziehen und darauf achten, daß die Flüssigkeit nicht zurückfließt
- Ca. 5 Minuten lang in Bauchlage verbleiben, anschließend gewohnte Ruhelage einnehmen.

Fertigarzneimittel s. Tab. 9.2.

2.2 Adrenocorticotropes Hormon (ACTH, Corticotropin)

ACTH stimuliert die Synthese und Sekretion der Hormone der Nebennierenrinde (NNR). Die ACTH-Sekretion unterliegt der Regulation durch Corticoliberin (CRF, corticoliberin releasing factor). Die Corticoliberin-Sekretion wird von übergeordneten Zentren durch Neurotransmitter (u. a. Noradrenalin und Acetylcholin) reguliert.

Die Sekretion von CRF, ACTH und dadurch der Glucocorticoide erfolgt episodisch (vgl. Abb. 1).

Zwischen Hypothalamus, Hypophysenvorderlappen und den übergeordneten Zentren sowie den zirkulierenden Glucocorticoiden besteht ein negativer Rückkoppelungsmechanismus, d. h. Glucocorticoide können an allen übergeordneten Zentren inhibierend wirken.

Aus der Kenntnis dieser Zusammenhänge wird versucht, ACTH gewissermaßen als physiologischen „NNR-Steroid-Spender" therapeutisch zu nutzen, wobei synthetisches ACTH (Tetracosactid [INN], SYNACTHEN) als Depot-Präparat zur parenteralen Anwendung geeignet ist.

Die Hoffnungen im oben angeführten Sinne haben sich jedoch nicht erfüllt. Dafür gibt es verschiedene Gründe [13]:
- Die therapeutische Wirkung ist schwer vorhersehbar, weil der Funktionszustand der NNR individuell verschieden ist; es gibt keinen therapeutischen Vergleich und die Steuerbarkeit der Wirkung ist schwierig.
- ACTH stimuliert nicht nur die Ausschüttung von Hydrocortison, sondern auch die von mineralcorticoiden und androgenen Steroiden. Vor allem die für Frauen sehr ins Gewicht fallenden virilisierenden Wirkungen der Androgene (irreversibler Hirsutismus) sind gefürchtet.

Die therapeutische Anwendung von ACTH bleibt damit auf die Fälle beschränkt, bei denen mit relativ niedrigen Glucocorticoid-Dosen auszukommen ist. Genügt eine Erhaltungsdosis von 2 × wöchentlich 0,5 mg SYNACTHEN DEPOT nicht, muß auf die ACTH-Therapie verzichtet werden [8].

Als Vorteile einer ACTH-Therapie sind zu erwähnen,
- daß bei Kindern keine Wachstumshemmung auftritt, wie sie sonst durch hohe Glucocorticoid-Dosen bedingt ist, und
- ein Absetzen jederzeit ohne Risiko möglich ist, da sich keine Atrophie, sondern eine Hypertrophie der NNR entwickelt [8].

Störungen übergeordneter Zentren sind nur bei nicht sachgemäß durchgeführter Therapie (Überdosierung, Kombination mit Steroiden) zu befürchten.

Insgesamt betrachtet, wird, von Einzelfällen abgesehen, eine ACTH-Anwendung bei entzündlichen Darmerkrankungen z. Zt. nicht favorisiert.

2.3 Sulfasalazin (INN), Salazosulfapyridin (SASP)

Der Einsatz dieser Substanz geht auf Arbeiten von Prof. Nanna Svartz, Stockholm, zurück.

In einer Veröffentlichung von 1942 [14] beschreibt sie kurz ihre Suche nach antirheumatisch wirkenden Substanzen, wobei aus prinzipiellen Überlegungen Salicylsäure- und Sulfanilamid- bzw. Sulfapyridin-Zubereitungen verwendet werden.

Eine Wirkungsoptimierung wird in der Anwendung beider Substanzen in einem Molekül vermutet. In Zusammenarbeit mit der pharmazeutischen Industrie (A. B. Pharmacia) kommt es nach verschiedenen Versuchen mit Salicylsäure- und Sulfonamid-Derivaten zur Synthese von Salicylazosulfapyridine, dem heutigen Salazosulfapyridin, das als SALAZOPYRIN in den Handel gebracht wird. Es erzielt zunächst in der Behandlung der Polyarthritis gute Ergebnisse. U. a. schildert N. Svartz die Situation einer 45jährigen Patientin, die zwischen November 1940 und Juli 1941 an die 1000 Tabletten SALAZOPYRIN einnimmt, um eine Besserung ihrer primär chronischen Polyarthritis zu erreichen. Wenige Tage nach Therapiebeginn gehen die Gelenkschwellungen zurück, die Blutsenkung normalisiert sich: „For one year and a half the patient had not been able to dream of getting up on a chair, but she told us that one day in May 1941 she saw a moth high up on the wall and to her amazement suddenly found herself standing on a chair without having had time to wonder whether she could take such a high step."

Bereits in derselben Veröffentlichung wird an neun Fallschilderungen auch über ermutigende Therapieergebnisse bei Colitis ulcerosa berichtet und vermerkt, daß diese Substanz gegenwärtig das beste Mittel zur Therapie dieser Erkrankung darstellt.

Seit ca. 50 Jahren wird Sulfasalazin somit erfolgreich bei der Behandlung der Colitis ulcerosa eingesetzt, seit über 20 Jahren steht fest, daß es auch bei Morbus Crohn — zumindest beschränkt — wirksam sein kann.

2.3.1 Wirkungen und Wirkungsmechanismus

Sulfasalazin

Sulfasalazin ist ein Doppelmolekül, bestehend aus 5-Aminosalicylsäure (5-ASA, 5-AS) und der Sulfonamid-Komponente Sulfapyridin (SP), die miteinander über eine Azobrücke verbunden sind. Biotransformation und Wirkungsweise dieser Substanz sind bis heute nicht in allen Punkten geklärt. So kann der Wasser- und Elektrolythaushalt im Dickdarm in vivo und in vitro verbessert werden.

Immunsuppressive Eigenschaften wurden beschrieben. Außerdem wurden Veränderungen in der Darmflora beobachtet, die sich eventuell bei Patienten mit chronisch entzündlichen Darmerkrankungen günstig auswirken könnten.

Zwischen 70 und 90 % des ursprünglichen Moleküls passieren nach oraler Applikation unverändert den Dünndarm, da erst im Dickdarm durch bakterielle Azoreduktasen eine Spaltung in die ursprünglichen Bestandteile

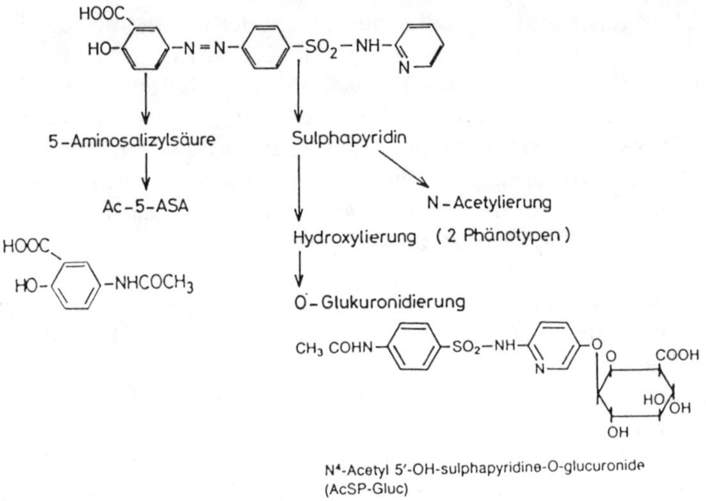

Abb. 3: Metabolismus des Sulfasalazin

5-Aminosalicylsäure und Sulfapyridin stattfindet. Untersuchungen von Azad Khan et al. [15] hatten erstmals gezeigt, daß bei Patienten mit Colitis ulcerosa die Gabe von Sulfasalazin und 5-Aminosalicylsäure, nicht aber von Sulfapyridin zur klinischen Besserung führt. 5-Aminosalicylsäure wird deshalb heute als der wesentliche Bestandteil des Sulfasalazin-Moleküls angesehen; die Funktion des Sulfapyridin-Teils besteht nach dieser Ansicht darin, den Transport des 5-Aminosalicylsäure-Moleküls in distale Darmabschnitte zu ermöglichen, während den antibakteriellen Eigenschaften dieses Sulfonamids, zumindest bei akuten Beschwerden, keine große Bedeutung zukommt.

Da aber Sulfasalazin selbst verschiedene biologische Effekte besitzt, ist nicht auszuschließen, daß ein Teil der Wirksamkeit einer Sulfasalazin-Therapie durch das ungespaltene Molekül bedingt ist.

Seit einiger Zeit wird deutlich, daß bei vielen entzündlichen Erkrankungen, einschließlich entzündlicher Darmerkrankungen, dem Arachidonsäure-Stoffwechsel eine besondere Bedeutung zukommt. Da dieser Stoffwechsel auch durch Sulfasalazin und seine Metabolite beeinflußt wird, und evtl. hierin ein wesentlicher Wirkungsansatz besteht, soll hierauf besonders eingegangen werden.

2.3.1.1 Arachidonsäure-Stoffwechsel

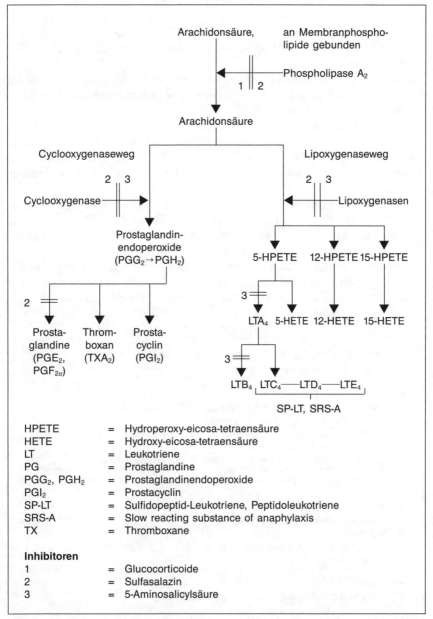

Abb. 4: Vereinfachte Darstellung der Arachidonsäurekaskade incl. möglicher Angriffspunkte von Inhibitoren

Arachidonsäure ist eine vierfach ungesättigte C20-Fettsäure, eine Eicosatetraensäure. Sie ist in kleinen Mengen neben den üblichen Fettsäuren in polare Lipide eingebaut, die das Grundgerüst der Zellmembranen darstellen.
Durch Reizeinwirkung, insbesondere durch zellschädigende Noxen, kann unter dem Einfluß der Phospholipase A_2 Arachidonsäure aus seiner Bindung freigesetzt werden.
Zwei sich anschließende Stoffwechselwege, der Lipoxygenaseweg und der Cyclooxygenaseweg, führen zu Mediator-Substanzen mit unterschiedlichen biologischen Wirkungen (Tab. 3).
Auf dem **Cyclooxygenaseweg** entstehen zunächst die Prostaglandinendoperoxide PGG_2 und (daraus) PGH_2. Beide sind wegen der hohen Ringspannung überaus reaktive Substanzen mit sehr kurzer Halbwertzeit. Aus PGH_2 bilden sich nunmehr u. a. Prostaglandine in verschiedenen Geweben.
Auf dem **Lipoxygenaseweg** erfolgt zunächst Oxidation zu Hydroperoxiden (Hydroperoxy-eicosa-tetraensäuren, HPETE): 5-HPETE, 12-HPETE, 15-HPETE. Diese wandeln sich durch enzymatische Reduktion in die korrespondierenden Hydroxy-eicosa-tetraensäuren (HETE) um. 5-HPETE ist die Ausgangssubstanz der Leukotriene (LT). LTA_4 wird durch spezifische Enzyme zu LTB_4 oder LTC_4 umgewandelt. LTD_4 und LTE_4 entstehen aus LTC_4 durch sukzessive Verkürzung der Sulfidopeptid-Seitenkette: diese

Tab. 3: Einige biologische Wirkungen von Prostaglandinen und Leukotrienen

PGE_2:
- Vasodilatation
- Potenzierung der Effekte proinflammatorischer Mediatoren
- Sensibilisierung von Schmerzrezeptoren
- Stimulation der intestinalen Sekretion von Wasser und Elektrolyten
- Stimulation der Mucusproduktion
- Kontraktion oder Relaxation der gastrointestinalen Muskulatur

LTB_4:
- Chemotaxis
- Chemokinesis
- Leukozytenadhärenz und -aggregation
- Degranulation von Leukozyten
- Steigerung der Plasmaexsudation über einen Leukozyten-abhängigen Mechanismus

Sulfidopeptid-Leukotriene:
- Steigerung der Plasmaexsudation (direkter Effekt)
- Steigerung der Mucusproduktion
- Vasokonstriktion oder Vasodilatation
- Kontraktion der gastrointestinalen Muskulatur

drei Leukotriene werden als Sulfidopeptid-Leukotriene (SP-LT) oder Peptidoleukotriene bezeichnet (früher: SRS-A, slow reacting substance of anaphylaxis).

Pathophysiologisch ist bedeutsam, daß bei der enzymatischen Reduktion der Hydroperoxide Sauerstoffradikale entstehen. Diese führen u. a. zu einer Depolymerisation von Bindegewebssubstanzen (z. B. Kollagen), Denaturierung von Enzymen, Schädigung von Zellmembranen sowie zu einer Erhöhung der Gefäßpermeabilität. Sie tragen dadurch zu entzündlichen Reaktionen bei.

Die medikamentöse Beeinflussung des Arachidonsäure-Stoffwechsels hat einen hohen Stellenwert. Es muß allerdings bedacht werden, daß die Blockade eines Stoffwechselweges zu einer verstärkten Bildung von Substanzen des anderen Weges und damit zu einer unerwünschten Wirkung führen kann.

2.3.1.2 Synthese von Prostaglandinen und Leukotrienen bei Patienten mit chronisch-entzündlichen Darmerkrankungen

Untersuchungen haben gezeigt, daß die Schleimhaut von Patienten mit aktiver Colitis ulcerosa und Morbus Crohn in vitro signifikant mehr PG, 5-HETE, LTB_4 und Peptido-Leukotriene synthetisiert als normale intestinale Mucosa [16, 17].

Diese Substanzen können zu den für chronisch-entzündliche Darmerkrankungen charakteristischen Symptomen, wie Diarrhoe, Schleimsekretion und beständigem schmerzhaftem Stuhldrang, beitragen.

2.3.1.3 Pharmakologische Beeinflussung des Arachidonsäure-Stoffwechsels

Interessanterweise bringt eine Behandlung von Patienten mit akuter Colitis ulcerosa durch Prostaglandinsynthese-Hemmstoffe wie den nichtsteroidalen Antiphlogistika Indometacin und Flurbiprofen keine Besserung, sondern eine Verschlechterung des Krankheitsbildes [18, 19]. Dies spricht gegen eine zentrale Rolle der Prostaglandin-Beteiligung bei diesen Krankheiten.

Sulfasalazin und 5-Aminosalicylsäure hemmen aber die Synthese von Hydroxy-eicosa-tetraensäuren (HETE) und LTB_4 unterschiedlich effektiv [20] durch Hemmung der Lipoxygenase in den im Colon vorhandenen Entzündungszellen.

Dieser Vorgang wird weniger über die systemische Zirkulation (zu geringe Plasmaspiegelwerte), als vielmehr über die hohen lokalen Konzentrationen erreicht werden. Unter Dauertherapie mit Sulfasalazin ergeben sich intraluminale Konzentrationen von 10—20 mM an 5-Aminosalicylsäure, während die Konzentrationen für Sulfasalazin oder Ac-5-ASA für eine nennenswerte 5-HETE- und LTE_4-Synthesehemmung in Entzündungszellen nicht ausreichen [21] (s. auch Tab. 4).

Ferner ist bekannt, daß Sulfasalazin und seine Metabolite, vor allem 5-Aminosalicylsäure, die Bildung von Sauerstoffradikalen zu unterdrücken vermögen und darüber hinaus als Sauerstoffradikal-Fänger agieren (vgl. hierzu 2.3.1.1).

Ob aber die oben erwähnte vermehrte Leukotrien-Bildung den entscheidenden pathogenetischen Faktor entzündlicher Darmerkrankungen darstellt, bzw. die Hemmung der Leukotrien-Synthese durch Sulfasalazin, 5-Aminosalicylsäure oder entsprechende Derivate deren Wirksamkeit erklärt, muß erst durch weitere Studien geprüft werden.

2.3.2 Pharmakokinetik

Sulfasalazin wird nach oraler Gabe zu ca. 20% im Dünndarm resorbiert und unterliegt — bis auf einen Teil, der mit dem Urin in acetylierter Form ausgeschieden wird — dem enterohepatischen Kreislauf.

70—90% des oral angewendeten Sulfasalazins erreichen als ganzes Molekül den Dickdarm. Hier findet durch bakterielle Azoreduktasen eine Spaltung in die Metabolite 5-Aminosalicylsäure und Sulfapyridin statt (Abb. 3).

Im pH-Bereich des Colons ist 5-Aminosalicylsäure gut wasserlöslich. Sie wird dadurch schlecht resorbiert und somit zum überwiegenden Teil mit dem Stuhl ausgeschieden ($^2/_3$ unverändert, $^1/_3$ als acetylierter Metabolit Acetyl-5-Aminosalicylsäure, Ac-5-ASA).

Nur zu einem geringen Prozentsatz wird sie resorbiert (10—30%) und dabei sowohl in der intestinalen Mucosa als auch bei der ersten Leberpassage acetyliert und vollständig über die Nieren eliminiert.

Die Halbwertzeit von 5-Aminosalicylsäure beträgt 0,7—2,4 Stunden.

Die Plasmaproteinbindung spielt für 5-Aminosalicylsäure wie auch für Ac-5-ASA keine bedeutende Rolle [22].

Im pH-Bereich des Colons ist Sulfapyridin lipidlöslich und wird daher gut resorbiert, anschließend hydroxiliert, acetyliert und, mit Glucuronsäure konjugiert, größtenteils über die Nieren ausgeschieden.

Seine Halbwertzeit wird mit 5—13 Stunden angegeben und ist abhängig von der individuellen Acetylierungsrate.

Tab. 4: Konzentrationsangaben zu Sulfasalazin und seinen Metaboliten bei oraler Anwendung von 2—3 g Sulfasalazin pro Tag (Dauertherapie) (nach [21])

	Serumspiegel	Konzentration im Darmlumen
Sulfasalazin	5—20 µg/ml	1—2 mM
5-Aminosalicylsäure	< 5 µg/ml	10—20 mM
Sulfapyridin	30—60 µg/ml	1—2 mM

Konzentrationsangaben zu Sulfasalazin und seinen Metaboliten im Serum und Darmlumen bei oraler Anwendung (Dauertherapie) s. Tab. 4.

2.3.3 Dosierung

Die Dosierung erfolgt individuell und nach Verträglichkeit, wobei insbesondere initial und bei hoher Stuhlfrequenz Tabletten empfohlen werden.

Eine gleichmäßige Dosis-Verteilung über 24 Stunden hinweg soll gewährleistet sein (Einnahme-Abstand nicht größer als 6—8 Stunden).

Tabletten/Dragées sollten jeweils zu den Mahlzeiten genommen werden.

Eine weitere Möglichkeit bietet die rektale Applikation von Klysmen oder Suppositorien bzw. eine kombinierte orale/rektale Therapie, sofern dies bei der Lokalisation der Erkrankung (unterer Dickdarmbereich) sinnvoll ist.

Im allgemeinen gibt man oral bei der Dauertherapie bis zu 3 g, maximal bis zu 5 g pro Tag, wobei es in manchen Fällen ratsam sein kann, mit kleinen Dosen zu beginnen (2 × 0,5 g/die) und diese allmählich zu steigern.

Manchmal sind vorübergehend höhere Dosen bis zu 8 g pro Tag nötig, um eine Besserung zu erzielen. Der Patient muß dann besonders sorgfältig überwacht werden (Blutbildkontrolle).

Kinder über 2 Jahre erhalten initial 40—60 mg/kg KG, als Dauertherapie 30—40 mg/kg KG (vgl. auch Tab. 9.3).

Hinweis: Reichliches Trinken wird empfohlen, um eine Kristallurie oder Nierensteinbildung zu vermeiden.

2.3.4 Unerwünschte Wirkungen

Die Häufigkeit unerwünschter Wirkungen wird mit 10—40% angegeben, wobei man plasmaspiegelabhängige und -unabhängige Nebenwirkungen feststellen kann (Tab. 5).

Aufgrund mehrerer Therapiestudien muß in 10—15% der Fälle damit gerechnet werden, daß Sulfasalazin nicht vertragen wird und die Medikation abgesetzt werden muß.

Eine wesentliche, häufig wenig beachtete Nebenwirkung des Sulfasalazin ist die männliche Infertilität, die nach Absetzen reversibel ist.

Zumindest für die plasmaspiegelabhängigen Nebenwirkungen wird Sulfapyridin als Metabolit des Sulfasalazins verantwortlich gemacht.

Unter höheren Gaben von > 3 g/die, wenn die Sulfapyridinspiegel im Serum 50 μg/ml übersteigt, nimmt die Nebenwirkungsrate stark zu.

Bei Patienten, die zum langsamen „Acetylierungstyp" gehören, fanden sich durchschnittlich höhere Sulfapyridin-Plasmaspiegel und entsprechend höhere plasmaspiegelabhängige Nebenwirkungen als bei solchen, die dem schnellen Acetylatortypus zuzuordnen sind.

Tab. 5: Nebenwirkungen der oralen Sulfasalazin-Therapie (nach Goldman und Peppercorn, 1975)

Plasmaspiegelabhängig (häufig) • Übelkeit • Erbrechen • Kopfschmerzen • Fieber
Plasmaspiegelunabhängig (selten) • Exanthem • Agranulozytose • Leberzellschädigung • Epidermiolyse • Parästhesien • Pankreatitiden • Störungen der Spermatogenese • Lungenfibrose

Treten Leber- und Gelenkbeschwerden („rheumatische Beschwerden") auf, muß daran gedacht werden, daß dies häufig Komplikationen der Colitis ulcerosa sind.

Nebenwirkungen bei rektaler Anwendung sind wegen möglicher Resorption nicht mit Sicherheit auszuschließen.

Eine Gelbfärbung von weichen Kontaktlinsen wurde beobachtet.

2.3.5 Anwendung während Schwangerschaft und Stillperiode

Sulfasalazin und seine Metabolite 5-Aminosalicylsäure und Sulfapyridin sind placentagängig und treten auch in die Muttermilch über.

Alle vergleichenden Untersuchungen der letzten Jahre zeigten jedoch keine arzneimittelabhängigen Risiken für die Gravidität und die Frucht bei therapeutischer Dosierung [23, 24, 25].

Sulfasalazin muß auch während der Stillperiode nicht abgesetzt werden.

Das Risiko einer Verschlechterung der entzündlichen Darmerkrankung während der Schwangerschaft ist weitaus bedeutender als befürchtete unerwünschte Arzneimittelwirkungen [26]!

2.3.6 Kontraindikationen

— Überempfindlichkeit gegen Sulfonamide und Salicylate
— Ileus
— Leber- und Niereninsuffizienz, bzw. schwere Funktionsstörungen dieser Organe
— Schwere Blutbildveränderungen (Anämie, Thrombozytopenie, Leukopenie)
— Schwere Allergie oder Bronchialasthma
— Kinder unter 2 Jahre

2.3.7 Interaktionen

Die Mehrzahl der möglichen Wechselwirkungen ist auf den Sulfonamidanteil (Sulfapyridin) des Sulfasalazins zurückzuführen, der gut resorbiert wird (vgl. 2.3.2).
— Antikoagulanzien, orale (***); es kommt zur Wirkungsverstärkung mit Blutungsgefahr. Sulfonamide hemmen die mikrosomalen Leberenzyme (Cytochrom P-450), welche die oralen Antikoagulanzien metabolisieren. Der daraus resultierende verzögerte Abbau führt zu verlängerten Halbwertzeiten und erhöhten Plasmaspiegeln.
— Methenamin (Hexamethylentetramin) (**); Gefahr der Kristallurie.

Die Sulfonamid-Komponente bildet mit Formaldehyd — dem wirksamen Agens des „pro-drug" Methenamin — unwirksame Präzipitate, die bei niedrigen Urin-pH-Werten leicht auskristallisieren.
— Methotrexat (**); Methotrexat-Toxizität wird verstärkt. Methotrexat wird aus seiner Plasma-Eiweißbindung verdrängt, was zu einer größeren freien Methotrexat-Konzentration führt. Diese Interaktion scheint jedoch nur bei Patienten mit Leber- oder Niereninsuffizienz von Bedeutung zu sein.
— Sulfonylharnstoffe (orale Antidiabetika) (**): Verstärkung der blutzuckersenkenden Wirkung mit Gefahr einer Hypoglykämie. Als mögliche Mechanismen werden

Tab. 6: Gegenüberstellung der Interaktionsmöglichkeiten bei oraler Anwendung von Sulfasalazin bzw. 5-Aminosalicylsäure nach Mikropharm I (10) und Hersteller-Angaben (H).

Interaktionspartner	Sulfasalazin (SASP)	5-Aminosalicylsäure (5-ASA)
4-Aminobenzoesäure-Derivate	Wirkungsminderung (?) (**)	—
Antikoagulanzien, orale	Blutungsgefahr (***)	Blutungsgefahr (***)
Methenamin	Kristallurie (**)	—
Methotrexat	Methot.-Intoxikation (**)	Methot.-Intoxikation (***)
Sulfonylharnstoffe	Hypoglykämie-Gefahr (**)	Hypoglykämiegefahr (**)
Probenecid	—	Salicylat-Intoxikation (**)
Sulfinpyrazon	—	Salicylat-Intoxikation (**)
Colestyramin (H)	Wirkungsminderg. v. SASP	—
Eisen-Verbindung (H)	Wirkungsminderg. v. SASP	—
Digoxin (H)	Resorptionsmind. von D.	—
Folsäure (H)	Resorptionsmind. von Fo.	—
Furosemid (H)	—	Wirkungsminderung v. Fu.
Spironolacton (H)	—	Wirkungsminderung v. S.
Rifampicin (H)	—	Wirkungsminderung v. R.
Glucocorticoide: Verstärkung unerwünschter Wirkungen von Glucocorticoiden am Magen möglich		

— eine Verdrängung der Sulfonylharnstoffe aus der Plasmaeiweißbindung sowie
— die Hemmung mikrosomaler Leberenzyme (Cytochrom P-450) durch Sulfonamide angenommen.

Ein schlechter Ernährungszustand, wie er bei entzündlichen Darmerkrankungen vorkommen kann, erhöht das Interaktionsrisiko.

Eine tabellarische Gegenüberstellung der Interaktionsrisiken von Sulfasalazin und seinem Metaboliten 5-Aminosalicylsäure ist in Tab. 6 aufgelistet.

2.4 Mesalazin
Mesalazin (INN), 5-Aminosalicylsäure (5-ASA, 5-AS)

5-Aminosalicylsäure

2.4.1 Wirkungen und Wirkungsmechanismus

Als Wirkungsmechanismus von Mesalazin wird eine Beeinflussung der Prostglandinbiosynthese und hier insbesondere eine Hemmung der Leukotrien-Bildung angenommen (vgl. auch 2.3.1 Wirkungsmechanismus von Sulfasalazin, bzw. Abb. 4).

Diese Wirkung wird wahrscheinlich vorwiegend lokal an der Darmschleimhaut und nicht systemisch erzielt (vgl. 2.3.1.3).

Mesalazin vermag ferner die Bildung von Sauerstoffradikalen in Entzündungszellen (polymorphkernigen Leukozyten, neutrophilen Granulozyten) zu unterdrücken, wodurch eine Entzündung gemildert und die Gewebezerstörung gehemmt wird. Darüber hinaus wirkt es als Sauerstoffradikal-Fänger (vgl. 2.3.1.3).

2.4.2 Pharmakokinetik

Mesalazin ist eine chemisch labile Substanz, besonders in wäßriger Lösung. So erwiesen sich Klysmen bisher als wenig stabil. Einen Vorteil könnte in diesem Zusammenhang die Anwendung von 4-Aminosalicylsäure (p-Aminosalicylsäure, PAS; Antituberkulotikum) in Klysmen bieten, die stabiler und gleich effektiv zu sein scheint (vgl. 2.5.4) [27, 58].

Bei oraler Applikation wird Mesalazin vollständig im Dünndarm resorbiert und dabei sowohl von der intestinalen Mucosa als auch bei der ersten Leberpassage zu Acetyl-5-Aminosalicylsäure (Ac-5-ASA) acetyliert (vgl. Abb. 3) und vollständig mit dem Urin ausgeschieden.

Um einen therapeutischen Effekt im Bereich des Dickdarms erzielen zu können, muß Mesalazin daher entweder
— an ein Trägermolekül („carrier") über eine Azo-Brücke gebunden werden (Freisetzung des Wirkstoffes im Colon durch Spaltung der Azo-Brücke durch bakterielle Azo-Reduktasen; s. 2.5.2.1)
— lokal appliziert werden (vgl. 2.5.2.3) oder
— galenisch zu „slow-release"-Formen verarbeitet werden, um so den Resorptionsvorgang im Dünndarm weitgehend zu vermeiden (vgl. 2.5.2.4).

Pharmakokinetische Daten am Beispiel SALOFALK-Tabletten (250 mg Mesalazin pro magensaftresistenter Tablette) (s. a. Tab. 7):

Eliminationshalbwertzeit	5-ASA	0,7—2,4 Stunden
	Ac-5-ASA	6 —9 Stunden
Steady-state-	5-ASA	$0{,}7 \pm 0{,}4$ µg/ml
Plasmakonzentration	Ac-5-ASA	$1{,}2 \pm 0{,}3$ µg/ml
Wiederauffindungsrate		
in Urin		$44 \pm 21\%$
und Faeces		$35 \pm 10\%$
Plasmaproteinbindung	5-ASA	43%
	Ac-5-ASA	75%

Bei rektaler Applikation werden — auch bei hohen luminalen Konzentrationen — nur geringe Mengen Mesalazin im Colon resorbiert.

2.4.3 Dosierung

Üblicherweise werden zur oralen Anwendung als Dauertherapie pro Tag 1,5 g Mesalazin in „slow-release"-Zubereitungen eingesetzt. Diese Dosis kann in schweren Fällen für etwa 8—12 Wochen verdoppelt werden.

Zur rektalen Anwendung werden pro Tag
— bei akuten Entzündungserscheinungen 1,5 g Mesalazin
— bei Dauertherapie 0,75 g Mesalazin in Form von Zäpfchen verwendet.

Bei akuten Entzündungen kann auch abends ein Klysma mit 4 g Mesalazin angewendet werden (vgl. auch Tab. 9.4).

2.4.4 Unerwünschte Wirkungen

Schwerwiegende Unverträglichkeitserscheinungen wurden bisher nicht beobachtet. Die klinisch-chemischen Parameter zur Beurteilung der Leber-

und Nierenfunktion, Serum-Elektrolyt-Konzentrationen und Gerinnungswerte ergaben keine nennenswerten Veränderungen.

Etwa 10% der auf Sulfasalazin allergisch reagierenden Patienten verhalten sich gegenüber Mesalazin ebenso. Zu erwähnen sind in diesem Zusammenhang allergische Hautveränderungen, Medikamentenfieber, Bronchospasmen und Schmetterlingsflechte (Pseudo-Lupus erythematodes-Syndrom).

Erhöhte Methämoglobinwerte können auftreten.

Abgesehen davon stellt Mesalazin eine therapeutische Alternative für diejenigen Patienten dar, die unter Sulfasalazin zu unerwünschten Arzneimittelreaktionen neigen, da Mesalazin in diesen Fällen zu ca. 90% gut vertragen wird.

Ob langfristig die hohe Urinausscheidung von Ac-5-ASA unbedenklich ist oder ob nephrotoxische Effekte auftreten, kann z. Zt. noch nicht beurteilt werden.

2.4.5 Anwendung während Schwangerschaft und Stillperiode

Die unter 2.3.5 gemachten Aussagen gelten sinngemäß.

2.4.6 Kontraindikationen

— Schwere Leber- und Nierenfunktionsstörungen
— Magen- und Zwölffingerdarmgeschwüre
— Krankhaft erhöhte Blutungsneigung
— Kinder unter 2 Jahre

2.4.7 Interaktionen

Es handelt sich um die für Salicylsäure-Derivate charakteristischen Wechselwirkungen (vgl. auch Tab. 6).

— Antidiabetika (**); Verstärkung der blutzuckersenkenden Wirkung mit Gefahr einer Hypoglykämie.
  Möglicherweise beruht die blutzuckersenkende Wirkung auf einem erhöhten Glukoseumsatz und auch auf einer erhöhten Freisetzung von Insulin.
— Antikoagulanzien, orale (***); es kommt zur Wirkungsverstärkung mit Blutungsgefahr.
— Methotrexat (***); Gefahr einer Methotrexat-Intoxikation. Salicylate hemmen die renale Elimination von Methotrexat und erhöhen dadurch die Plasmakonzentration.

— Probenecid (**), Sulfinpyrazon (**); verminderte urikosurische Wirkung dieser Pharmaka. Gefahr einer Salicylat-Intoxikation durch Verringerung der renalen Elimination von Salicylaten möglich.
— Furosemid, Spironolacton; eine Verminderung der diuretischen Wirkung ist möglich.
— Rifampicin; eine Verminderung der antituberkulösen Wirkung ist möglich.

2.5 Neuere therapeutische Konzepte

Aus der Beschreibung der Wirkungsweise von Sulfasalazin geht hervor, daß seinen Metaboliten 5-Aminosalicylsäure die Hauptwirkung, Sulfapyridin dagegen vor allem die Nebenwirkungen anzulasten sind.

Aus dieser Einschätzung entwickelten sich die folgenden Konzepte:
1. Verminderung der (unerwünschten) systemischen Sulfapyridin-Spiegel durch *lokale* Anwendung von Sulfasalazin in Form von Klysmen und Suppositorien.
2. Kombination von 5-Aminosalicylsäure mit anderen carriern.
3. Verwendung von ausschließlich 5-Aminosalicylsäure
   1. *lokal* in Form von Klysmen oder Suppositorien
   2. oral in sogenannten „slow-release"-Formen

2.5.1 Verminderung der (unerwünschten) systemischen Sulfapyridin-Spiegel durch *lokale* Anwendung von Sulfasalazin in Klysmen und Suppositorien

In mehreren Studien wurde bei rektaler Applikation von Sulfasalazin-Klysmen ein der oralen Gabe vergleichbarer therapeutischer Effekt ohne wesentliche Nebenwirkungen festgestellt [28]. Die Therapie mit Klysmen kann bei jeder Lokalisation der Colitis ulcerosa bis hin zur totalen Kolitis angewandt werden. Dies geht aus Untersuchungen mit radioaktiv markierten Sulfasalazin-Klysmen hervor.

Die geringe Nebenwirkungsquote nach Klysma-Applikation erklärt sich möglicherweise mit den um 70% niedrigeren systemischen Sulfapyridin-Spiegeln gegenüber einer identischen oralen Dosis [29].

Obwohl Klysmen als Alternative zur oralen Therapie infrage kommen, schränken die meist kurze Verweildauer im Dickdarm (bedingt durch eine hohe Stuhlfrequenz) und eine mangelnde Compliance (Widerwillen gegen die Anwendung) den Gebrauch ein. Klysmen werden bevorzugt bei akutem Krankheitsgeschehen kurzfristig eingesetzt und zwar abends, wobei die Flüssigkeit solange wie möglich im Darm behalten werden sollte.

Die Anwendung von Suppositorien erscheint nur dann sinnvoll, wenn die Entzündung auf die letzten 20 cm des Rectums beschränkt ist (z. B. bei hämorrhagischer Proktitis), während Klysmen einen größeren Ausbreitungsbereich haben und immer die linke Flexur erreichen.

2.5.2 5-Aminosalicylsäure

2.5.2.1 Kombination von 5-Aminosalicylsäure mit anderen carriern

Wie unter 2.3.1 erläutert, wird Sulfasalazin erst durch bakterielle Azoreduktasen im Dickdarm in 5-Aminosalicylsäure und Sulfapyridin gespalten.

Da die Sulfapyridin-Komponente vor allem für das Auftreten von Nebenwirkungen verantwortlich gemacht wird, lag es nahe, andere carrier mit bes-

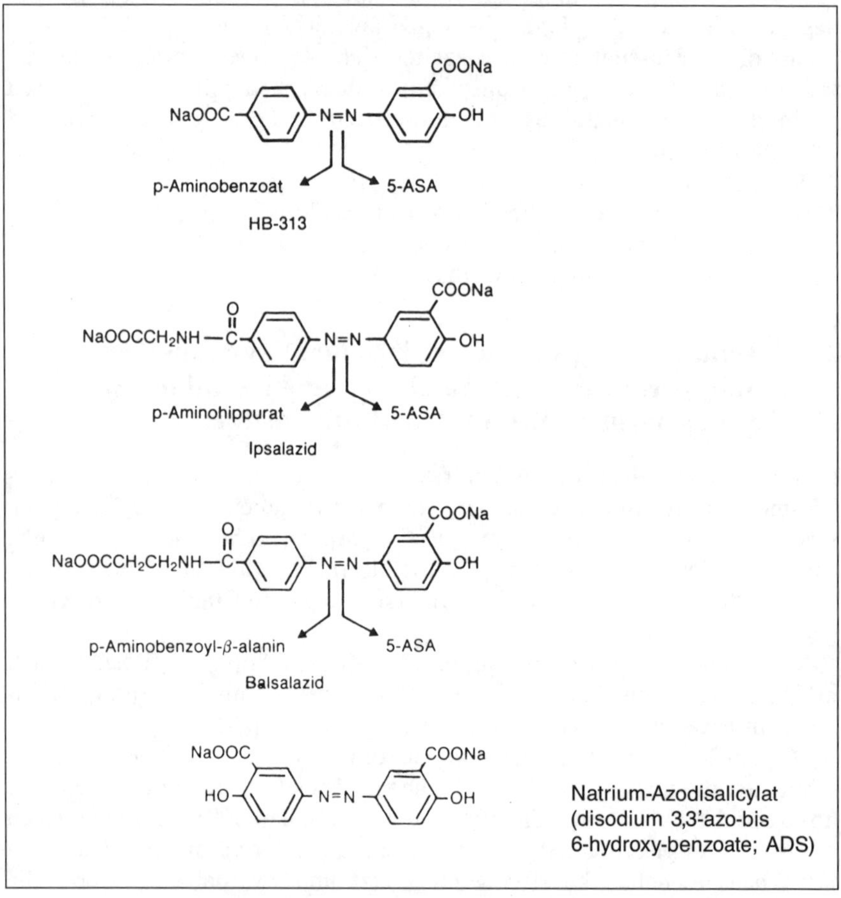

Abb. 5: Struktur verschiedener neuer Prodrugs von 5-Aminosalicylsäure

serer Verträglichkeit als Sulfapyridin mit 5-Aminosalicylsäure über eine Azobrücke zu verbinden. Am Prinzip der bakteriellen Azospaltung sollte festgehalten werden, da bei dieser Arzneistofffreisetzung der Füllungszustand des Magen-Darm-Traktes, der individuell schwankende pH-Wert, bzw. die unterschiedlich lange Verweildauer im Magen und den Darmabschnitten keine Rolle spielt, im Gegensatz zur Anwendung von „slow-release"-Zubereitungen.

Aus Abb. 5 können die z. Zt. in Erprobung befindlichen Verbindungen entnommen werden, von denen sich Salazobenzoesäure (SAB, Benzalazin, HB 313, Henning, Berlin) im Stadium der Zulassung beim BGA befindet. Die Substanz wird als INTESTINOL in Form magensaftresistenter Filmdragées in den Handel kommen. Die als carrier verwendete p-Aminobenzoesäure soll nach den vorliegenden Erfahrungen in der üblichen Dosierung besser verträglich sein als Sulfapyridin [63].

2.5.2.2 5-Aminosalicylsäure als Doppelmolekül (Olsalazin)

Großes Interesse findet das letzte Molekül dieser Abb. 5, Azodisalicylat, ADS, Olsalazin (INN). Es ist als DIPENTUM (Pharmacia Arzneimittel) im Handel (s. Tab. 9.4).

Aufgrund seiner pharmakokinetischen Eigenschaften werden weniger als 1% des Arzneistoffes im Dünndarm resorbiert [64], der Rest gelangt ins Colon, in dem dann die typische Azospaltung stattfindet, wobei 2 Moleküle 5-Aminosalicylsäure freigesetzt werden. Die Tagesdosis beträgt 1 g. Olsalazin weist bei der Rezidiv-Prophylaxe der Colitis ulcerosa eine dem Sulfasalazin (Tagesdosis 3 g) vergleichbare Remissionshaltung auf [30], bei besserer Verträglichkeit.

Als nachteilig wird vermerkt, daß mit einer Häufigkeit von ca. 10% Diarrhoen auftreten (im Gegensatz zu Sulfasalazin bzw. 5-Aminosalicylsäure). Dieser Effekt ist auf die dosisabhängige sekretagoge Wirkung des Olsalazins zurückzuführen. Die sekretorische Wirkung endet mit der bakteriellen Spaltung des Doppelmoleküls im Zökum. Bei ausgeprägtem Colonbefall/totaler Colitis oder in Fällen schneller Colonpassage kann die Spaltung beeinträchtigt sein und so die sekretagoge Wirkung auch im Colon auftreten [64].

2.5.2.3 Lokale Applikation von 5-Aminosalicylsäure

Eine andere Möglichkeit, Sulfapyridin-abhängige Nebenwirkungen zu umgehen, ist die direkte Applikation von 5-Aminosalicylsäure in Form von Klysmen und Suppositorien.

Da so applizierte 5-Aminosalicylsäure auch bei hohen luminalen Konzentrationen nur zu einem geringen Teil resorbiert wird, erscheint diese Therapieform sinnvoll.

Ursprünglich war diese Anwendungsform ein Teil der Experimente, die Auskunft darüber geben sollten, welcher Anteil des Sulfasalazin den aktiven Metaboliten darstellt (Azad Khan, 1977). Aus diesen und anderen Untersuchungen geht hervor, daß 5-Aminosalicylsäure-Klysmen bei linksseitiger Colitis ulcerosa nahezu genauso wirksam sind wie die „Standard-Substanz" Sulfasalazin in Form von Klysmen, bei Anwendung hoher Dosen sogar überlegen sind.

Auch im Vergleich mit Hydrocortison (100 mg/Einlauf) erwiesen sich Klysmen mit 4 g 5-Aminosalicylsäure bei milder oder mittelschwerer Colitis ulcerosa dem Glucocorticoid überlegen [31]. Die Behandlung ist nahezu nebenwirkungsfrei möglich.

Für die Anwendung von Suppositorien gilt das gleiche wie unter 2.5.1

2.5.2.4 Orale Applikation von 5-Aminosalicylsäure

Aufgrund der positiven Ergebnisse nach rektaler Applikation war auch eine orale Anwendung wünschenswert, da Einläufe besonders im akuten Krankheitsstadium schlecht verträglich sind und auch für die Dauertherapie und zur Rezidiv-Prophylaxe mangels Akzeptanz durch den Patienten ungeeignet erscheinen.

Schließlich war auch eine Wirkung auf den Morbus Crohn des Dünndarms zu erhoffen.

Da 5-Aminosalicylsäure bei oraler Applikation vollständig im Dünndarm resorbiert wird, therapeutische Effekte aber nicht über einen systemischen

Tab. 7: Retardierte orale Applikationsformen von 5-Aminosalicylsäure [22]

Charakteristika	Salofalk® Claversal®	Pentasa®	Asacol®
galenische Zusammensetzung	250 mg 5-ASA+ Na_2CO_3 beschichtet mit Celluloseäther und Eudragit L	250 mg 5-ASA beschichtet mit Äthylcellulose	400 mg 5-ASA beschichtet mit Eudragit S (80—120 μ)
in vitro-Freisetzung	stabil bei pH<5,5 Auflösung innerhalb 0,5—2 h bei pH>7,5	langsame Auflösung bei pH 2—6; bei pH 7,5 innerhalb 4—8 h	—
Plasmakonzentrationen			
lag-Zeit, h	2—4	—	variabel (0,5—10)
Zeitp. max. Konz., h	4—6	3	variabel (4—6)
max. Konz., μg/ml	0,5—1,5	1,1—2,9 (Ac-5-ASA)	0,1—9,7
Ausscheidung (% der Dosis)			
Wiederauffindung im Urin	44 (15—67)	53	20
Wiederauffindung in Fäzes	35 (28—47)	40	—

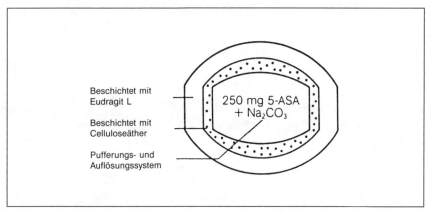

Abb. 6: Schematische Darstellung der Galenik oraler 5-ASA-Präparate (Salofalk®, Claversal®) [22]

Wirkstoffangriff, sondern vor allem durch hohe lokale Konzentrationen im terminalen Ileum und Kolon-Bereich vermutet werden [21], galt es, diese unerwünschten Resorptionsvorgänge durch galenische Maßnahmen möglichst einzuschränken. Hierzu sind drei verschiedene Zubereitungen bekannt (Tab. 7), von denen z. Zt. nur CLAVERSAL und SALOFALK in der BRD zugelassen sind (s. Tab. 9.4).

PENTASA, die erste Zubereitung dieser Art, ist u. a. in England und Frankreich, ASACOL in England, Italien und der Schweiz im Handel [10].

Bei CLAVERSAL- und SALOFALK-Tabletten ist 5-Aminosalicylsäure mit Natriumcarbonat und Glycin verpreßt, mit einem wasserlöslichen Celluloseether umhüllt und durch Eudragit L magensaftresistent gemacht (Abb. 6).

Ein optimales Auflösungsverhalten von Tabletten oben beschriebener Galenik ist in Abb. 7 dargestellt (radioaktiv markierte Tablette, Detektion mit Gammakamera) [32].

Insgesamt sind die klinischen Erfahrungen der oralen Behandlung mit Mesalazin-Präparaten noch gering. Die Verträglichkeit scheint jedoch gut zu sein. Vereinzelt wurde über Haarausfall, Diarrhoen und Fieber berichtet. Schwerwiegende Nebenwirkungen wurden bislang nicht beobachtet, auch nicht in internationalen Studien bei Verwendung anderer Zubereitungen als der in der BRD zugelassenen [33].

Generell wird empfohlen, die Nierenfunktion zu überwachen (bei hohen Dosen wurden bei Ratten nephrotoxische Effekte beobachtet). Ferner sind Interaktionen zu berücksichtigen, wie sie bei Behandlung mit Salicylaten auftreten können (s. 2.4.7).

Fazit: Mesalazin ist Sulfasalazin nicht überlegen, bietet aber denjenigen Patienten Vorteile, die Sulfasalazin nicht vertragen können. Bei Unverträglichkeit von Sulfasalazin wird Mesalazin in ca. 90 % der Fälle toleriert.

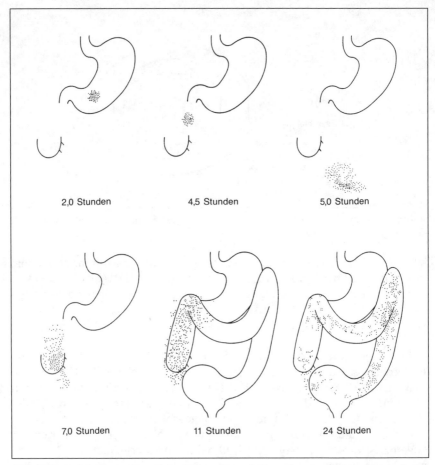

Abb. 7: Gastrointestinaler Transit des Präparates und Dispersion der Tablette im terminalen Ileum bei einem Patienten mit Colitis ulcerosa [32]

2.5.3 Bemerkungen zur Bioverfügbarkeit von „slow-release"- Zubereitungen

Die orale Anwendung solcher Zubereitungen wird nicht unkritisch betrachtet.

Zum einen können verschiedene individuell unterschiedliche gastrointestinale Einflüsse die Arzneistoff-Freisetzung beeinflussen:
— die Verweildauer der magensaftresistenten Tabletten in Magen und Dünndarm, sowie
— der pH-Wert.

Zum anderen wird die Freisetzung durch die Galenik des Präparates, wie Art und Schichtdecke des Überzugs, bedingt.

Da ein pH >7 bereits im Duodenum erreicht und ein Teil ($^1/_3$—$^1/_2$ der Dosis) der somit freigesetzten 5-Aminosalicylsäure rasch im oberen Dünndarm resorbiert wird, werden geringere luminale Konzentrationen am Wirkort erreicht.

Bereits leichte Mahlzeiten verzögern die Magenentleerung und die Transitzeit individuell unterschiedlich; dies ist von Bedeutung, da die Tabletten generell nach den Mahlzeiten zu nehmen sind. Bei großen Mahlzeiten können Tabletten bis zu 9—12 Stunden im Magen verweilen (bei einer Streuung von 0,5—12 Stunden), so daß für den Einzelfall keine Voraussage gemacht werden kann, wann eine Tablette einen bestimmten Teil des Darmes erreicht (vgl. dazu Abb. 8; Beziehung zwischen Tablettendispersion und Wirkstoffresorption einer „slow-release"Zubereitung [32]).

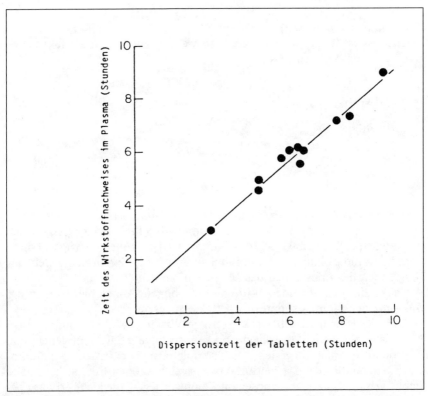

Abb. 8: Beziehung zwischen Tablettendispersion und Wirkstoffresorption einer „slow-release"- Zubereitung [32]

Interessant ist unter diesen Gesichtspunkten auch ein Vergleich der Wiederauffindungsquoten in Urin und Faeces in Tab. 7.

Offensichtlich ist der Vorgang der bakteriellen Azobrückenspaltung zuverlässiger — auch wenn hierzu eine intakte Darmflora nötig ist, die durch Diarrhoe oder Chemotherapie dezimiert sein kann.

2.5.4 4-Aminosalicylsäure zur lokalen Applikation

Anstelle von 5-Aminosalicylsäure-Klysmen werden neuerdings auch 4-Aminosalicylsäure-Klysmen erprobt. Diese Substanz, bisher als Antituberkulotikum (PAS) eingesetzt, ist in Lösung stabiler als 5-Aminosalicylsäure und übt bei Colitis ulcerosa annähernd denselben Effekt aus [27].

In einer Pilotstudie wurde nachfolgende Rezeptur verwendet. Diese wurde unmittelbar vor der Applikation in 60 ml Wasser dispergiert und täglich, 4 Wochen lang, vor dem Zubettgehen eingebracht.

4-Aminosalicylsäure	2,0 g
Lactose	2,0 g
Siliciumdioxid (kolloidal)	0,005 g

Nach Ansicht der Autoren könnte 4-ASA eine preiswerte und effektive Alternative zu 5-ASA sein [58].

2.6 Metronidazol

Metronidazol

Metronidazol, ein 5-Nitroimidazol-Derivat, wurde zunächst zur systemischen Behandlung von Trichomonas-vaginalis-Infektionen eingesetzt. Nach ersten entsprechenden Veröffentlichungen in den frühen siebziger Jahren wird Metronidazol heute international als Standardpräparat in der Behandlung anaerober Infektionen des Menschen betrachtet.

Neben einer bakteriziden Wirkung auf obligate Anaerobier werden der Substanz auch immunsuppressive Effekte zugeschrieben.

1975 wurde erstmals über eine günstige Wirkung von Metronidazol bei Morbus Crohn berichtet. Allgemein kann man heute davon ausgehen, daß Metronidazol unter die gesicherten Therapieformen bei Patienten mit chronisch entzündlichen Darmerkrankungen einzuordnen ist, insbesondere dann, wenn Fisteln oder Stenosen im Kolon vorliegen, die nicht primär operativ behandelt werden können. Dabei ist zu beachten, daß nur eine längerdauernde Anwendung bei diesen Erkrankungen Erfolg verspricht.

2.6.1 Anwendungsdauer von Metronidazol bei chronisch entzündlichen Darmerkrankungen

In diesem Zusammenhang muß auf die Zulassungsänderung nitroimidazolhaltiger Fertigarzneimittel durch das BGA aufmerksam gemacht werden. Danach mußte ab 1. 4. 1985 ein Warnhinweis in die Gebrauchsinformation aufgenommen werden, daß die Behandlungsdauer „in der Regel 10 Tage nicht überschreiten" darf und Ausnahmen „nur in Einzelfällen bei besonders strenger Indikationsstellung" angezeigt seien.

Die Begrenzung der Anwendungsdauer sei erforderlich, weil mit der Möglichkeit krebsauslösender und erbgutschädigender Wirkung zu rechnen sei.

Da die Verordnung von Metronidazol bei chronisch entzündlichen Darmerkrankungen üblicherweise nach Versagen der konventionellen Basistherapie, besonders bei sezernierenden Fisteln, eingesetzt wird, handelt es sich um solche Ausnahmen.

Eine längerfristige Anwendung über 10 Tage hinaus ist therapeutisch notwendig [34] und daher nicht zu beanstanden!

2.6.2 Pharmakokinetik

Bioverfügbarkeit: 90—95 % (—100 %). Schnelle und zuverlässige Resorption.

Einzeldosen von 0,4 g oder 0,8 g ergeben mittlere maximale Serumkonzentrationen von 8,6 und 17,8 μg/ml nach 1 bis 1,5 Stunden.

Steady-state-Bedingungen sind nach 2—3 Tagen erreicht. Nach rektaler Applikation ist die Resorption ausreichend.

Plasmahalbwertzeit: 6—14 Stunden
Plasmaeiweißbindung: 5—20 %

Die Liquor-Konzentrationen betragen bis zu 100 % der Serumwerte. Hohe Konzentrationen werden auch u. a. im Speichel, Vaginalsekret, Fruchtwasser und in der Muttermilch gefunden. Die Gewebepenetration in Gehirn, Leber, Uterus, Fett, Haut und Abszeßhöhlen ist sehr gut.

20—30 % erscheinen unverändert im Urin. Der übrige Teil wird nach Metabolisierung und Konjugation über die Nieren ausgeschieden (nach [35]).

Es kommt zu einer braunroten Verfärbung des Urins.

2.6.3 Dosierung

Unter Berücksichtigung der möglicherweise wichtigen Rolle anaerober Bakterien in der Krankheitsentstehung des Morbus Crohn und der minimalen Hemmkonzentration von Metronidazol für anaerobe Bakterien von 6 μg/ml, sollte eine Metronidazol-Gesamtdosis von 400 mg/Tag nicht unterschritten werden.

Als Standard-Dosis werden 10—20 mg/kg KG verwendet [36].

2.6.4 Unerwünschte Wirkungen

— In 3 % der Fälle kommen gastrointestinale Störungen wie Übelkeit, Erbrechen, Appetitlosigkeit, unangenehmer Metallgeschmack vor.
— Bei längerer Therapie mit höherer Dosierung: zentralnervöse Störungen, wie Schwindel, Verwirrtheitszustände, Kopfschmerzen, Schläfrigkeit und periphere Neuropathien.
— Juckreiz, Exanthem

2.6.5 Anwendung während der Schwangerschaft und Stillperiode

Keine Anwendung, zumindest nicht im ersten Trimenon der Schwangerschaft, da das Risiko mutagener/karzinogener Wirkung (Tierversuch) besteht.
Eine Anwendung in der Stillperiode wird nicht empfohlen. Die Substanz geht in die Muttermilch über. Eine Schädigung des Säuglings ist bisher nicht bekannt geworden.

2.6.6 Kontraindikationen

— Überempfindlichkeit gegenüber Metronidazol
— organische Erkrankungen des Zentralnervensystems
— Blutbildungsstörungen
— Schwangerschaft (l. Trimenon)

2.6.7 Interaktionen

— Alkoholgenuß (*); erhöhte Alkoholunverträglichkeit (u. U. „Disulfiram-Reaktion": Flush, Übelkeit, Blutdruckabfall). Es wird angenommen, daß Nitroimidazole die am Alkoholabbau beteiligte Aldehyddehydrogenase hemmen und daraus erhöhte Acetaldehyd-Spiegel resultieren, die die o. a. Symptomatik bedingen.
— Antikoagulanzien, orale (**); Wirkungsverstärkung mit Blutungsgefahr. Der Mechanismus ist nicht geklärt. Wahrscheinlich wird der oxidative Abbau in der Leber durch Imidazol-Derivate gehemmt.

2.6.8 Fertigarzneimittel

Metronidazol ist in der therapeutisch notwendigen Dosierung u. a. enthalten in
ARILIN 500 Filmtabletten
CLONT 400 Lacktabletten
FLAGYL 400 Filmtabletten

2.7 Azathioprin

Azathioprin

6-Mercaptopurin

2.7.1 Wirkungsweise

Azathioprin (INN) ist ein Zytostatikum mit immunsuppressiver Wirkung. Nach Mutschler [56] stellt es eine Weiterentwicklung von Mercaptopurin (INN) dar, da es eine gleichmäßigere und protrahierte Wirkung ermöglicht. Diese kommt durch einen langsam ablaufenden Biotransformationsvorgang zustande, durch den Azathioprin fast vollständig in 6-Mercaptopurin umgewandelt wird.

Mercaptopurin wirkt als kompetitiver Hemmstoff der Purin-Biosynthese. Durch Hemmung verschiedener Enzyme wird die DNA- und RNA-Synthese unterdrückt; ferner wird Mercaptopurin zu ca. 30 % in Form falscher Nucleotide in DNA eingebaut.

Azathioprin scheint darüber hinaus noch einen eigenen antimetabolen Effekt auszuüben, sowie die Bildung von Immunoblasten (durch Antigen-Reiz transformierte Lymphozyten) zu verhindern.

2.7.2 Dosierung

Die Wirkung einer Azathioprin-Therapie tritt erst nach mehreren Monaten ein.

Azathioprin (IMUREK) wird als Reserve-Medikament bei Patienten mit schweren Krankheitsverläufen eingesetzt, für die im Augenblick eine andere Therapiemöglichkeit, incl. eines chirurgischen Eingriffs, nicht in Betracht kommt.

Es wird dazu nur in Kombination mit Glucocorticoiden, in einer Tagesdosis von üblicherweise 2 mg/kg KG, verwendet (Tab. 8 [37]).

Diese Kombination ermöglicht es außerdem meist, das Glucocorticoid einzusparen und damit unter die Cushing-Schwellendosis zu kommen.

Da ein Behandlungserfolg nicht vor 3 Monaten zu erwarten ist, ist eine Langzeitbehandlung notwendig.

Tab. 8: Behandlungsschema für Azathioprin [37]

Behandlungswoche	Tagesdosis	
	Prednisolon [mg]	Azathioprin [mg/kg]
1. und 2.	60	2,5
3. und 4.	40	2,5
5. und 6.	30	2,5
7. und 8.	25	2,5
9. und 10.	20	2,5
11. und 12.	15	2,5
13. bis 19.	10	2,5
20. bis 26.	10/5 (täglich alternierend)	2,5
27. bis 39.	10/5 (täglich alternierend)	2,0
40. bis 52.	10/0 (täglich alternierend)	2,0

Anschließend, unter Kontrolle des Aktivitätsindex, langsame weitere Dosisreduktion nach dem Prinzip „Zug um Zug": zunächst Reduktion von Prednisolon, dann von Azathioprin, dann erneut Reduktion von Prednisolon, dann von Azathioprin, dann erneut Reduktion von Prednisolon (usw.), bis Prednisolon ganz abgesetzt ist und die Gesamttagesdosis von Azathioprin zwischen 25 und 100 mg liegt.

2.7.3 Unerwünschte Wirkungen

Da Azathioprin ein Zytostatikum mit entsprechenden Nebenwirkungen ist, muß der Patient besonders sorgfältig überwacht werden (Blutbildkontrolle).
Als schwerwiegende Nebenwirkungen werden angegeben:
— Störungen der Blutbildung durch Beeinträchtigung des Knochenmarks
— Allergische Reaktionen, wie Arzneimittelfieber, akute Pankreatitis
Als weitere Nebenwirkungen können u. a. auftreten:
— Erhöhte Infektanfälligkeit
— Gastrointestinale Störungen, wie Übelkeit, Erbrechen, Appetitlosigkeit
— Gallenstauung (Cholestase)
— Muskel- und Gelenkschmerzen

2.7.4 Anwendung während Schwangerschaft und Stillperiode

Es besteht ein erhöhtes embryotoxisches/teratogenes Risiko beim Menschen im 1. Trimenon der Schwangerschaft, sowie ein fetotoxisches Risiko im 2. und 3. Trimenon.

Es ist nicht bekannt, ob Mercaptopurin in die Muttermilch übertritt. Während der Behandlung und 6 bis 12 Monate danach ist eine Schwangerschaft zu vermeiden.

2.7.5 Kontraindikationen

— Schwere Knochenmarksdepression
— Schwere Leberfunktionsstörungen
— Schwere Nierenfunktionsstörungen
— Akute Pankreatitis

2.7.6 Interaktionen

Interaktionen treten u. a. auf mit
— Allopurinol (***); Verstärkung der zytostatischen und zytotoxischen Effekte von Azathioprin/Mercaptopurin. Allopurinol hemmt die Xanthinoxidase kompetitiv, welche für den „first-pass"-Metabolismus von Mercaptopurin in der Leber verantwortlich ist. Dadurch kommt es zu einem Anstieg der Mercaptopurin-Plasmakonzentration (bis 500 %).
Diese Interaktion wird therapeutisch genutzt, da eine Dosis-Reduktion bei Azathioprin/Mercaptopurin auf ca. 25 % der gebräuchlichen genügt, um denselben therapeutischen Effekt zu erzielen.
— Impfungen, aktive (***);
 — bei Lebend-Impfstoffen; Generalisation des Impfkeimes
 — bei Tot- oder Toxoid-Impfstoffen: mangelhafter Impferfolg

2.8 Ciclosporin (Ciclosporin [INN], CS, Cyclosporin A, CyA, CS-A)

1972 wurde durch Jean Borel von der präklinischen Forschung der Sandoz SA in Basel erstmals eine hochspezifische Unterdrückung der zellvermittelten Immunabwehr durch Ciclosporin festgestellt.
Die Strukturaufklärung dieser Substanz, die aus dem Pilz Trichoderma polysporum gewonnen wird, ergab ein zyklisches Polypeptid, bestehend aus elf Aminosäuren. Zehn Aminosäuren konnten leicht identifiziert werden, eine aber war bis dahin unbekannt (s. Formel: MeBmt).
Formel: Ciclosporin (s. nächste Seite oben)
Aufgrund der bisher an Derivaten gewonnenen Erkenntnisse läßt sich schließen, daß die MeBmt-Kette wesentlich an den biologischen Wirkungen

Bmt = (4R)-4-[(E)-2-butenyl]-4-methyl-L-Threonin

```
10      11     1      2    3
MeLeu—MeVal—MeBmt—Abu—Sar
 |
MeLeu
 |
D-Ala——Ala——MeLeu—Val—MeLeu
 8      7      6     5    4
```

Ciclosporin

beteiligt, aber nicht allein für die immunsuppressive Wirkung verantwortlich ist.

Die Wirkungsweise wird in einer Beeinflussung von Lymphozyten vom Typ der Helferzellen (T4) gesehen. Ciclosporin verhindert deren Aktivität und Mitose durch negative Beeinflussung der Produktion und Sekretion von Interleukin 2 und anderer Lymphokine.

Ciclosporin hat keine oder nur eine geringe hemmende Wirkung auf das Knochenmark als solches sowie auf die Migration und Phagozytose der Granulozyten und Monozyten [38]. Darin unterscheidet es sich wesentlich von den bisher als Immunsuppressiva gebrauchten Zytostatika wie Azathioprin.

Die unbestrittene Domäne des Ciclosporin ist seit 1978 die Organtransplantation.

Naheliegenderweise wurde Ciclosporin auch bei zahlreichen gesicherten oder vermuteten Autoimmun-Krankheiten, wie z. B. entzündlichen Darmerkrankungen, eingesetzt. Für diese Indikation ist Ciclosporin (SANDIMMUN) in der BRD aber noch nicht offiziell zugelassen. Man befindet sich hier in der Phase 2 (Wirkungsnachweis im kontrollierten Versuch) bzw. in der Phase 3 (Nachweis der therapeutischen Wirksamkeit) bei der Arzneimittelprüfung am Menschen.

Nach den bisher vorliegenden Erfahrungen kann mit einer günstigen Wirkung von Ciclosporin bei Morbus Crohn gerechnet werden, wenn auch die Behandlungserfolge qualitativ unterschiedlich sind.

Als eine wichtige Nebenwirkung einer Ciclosporin-Therapie wurde bei nierentransplantierten Patienten ein hoher Magnesiumverlust von bis zu 500 mg/Tag festgestellt.

Als Folgen dieses Magnesium-Mangels können neurologische Symptome auftreten wie Tremor, Störungen der Bewegungskoordination (Ataxie), Muskelkrämpfe bis hin zu cerebralen Krampfanfällen [41].

Wahrscheinlich wird die Therapie mit Ciclosporin solchen Patienten vorbehalten bleiben, bei denen die konventionelle Therapie versagt hat oder nicht mehr anwendbar ist.

Die ausgeprägte Nephrotoxizität bei oraler Applikation führte nun zur Erprobung einer rektalen Anwendung bei Colitis ulcerosa und chronischer Proktitis mit guten Ergebnissen [39].

Folgende Rezeptur für ein Ciclosporin-Klistier wurde verwendet:

Ciclosporin Infusionslösungskonzentrat	5,0 ml (entspricht 250 mg Ciclosporin)
Sorbitol	5,5 g
Carboxymethylcellulose Natrium	0,6 g
Aq. dest. steril.	ad 100,0 ml

Dieses Klistier wurde 14 Tage lang jeweils abends eingebracht.

Pharmakokinetische Untersuchungen ergaben nahezu keine Veränderung der Laborparameter. Es traten keinerlei lokale Reizungen oder sonstige schwerwiegende Nebenwirkungen auf, so daß bei Versagen der lokalen Standardtherapie die abendliche Anwendung von Ciclosporin-Klistieren hilfreich sein könnte.

2.9 Andere Chemotherapeutika

Die Anwendung von Breitspektrumantibiotika, wie Ampicillin oder Tetracyclinen (z. B. Doxycyclin) bzw. von Sulfonamiden wird in bestimmten Fällen bei entzündlichen Darmerkrankungen vorgenommen.

Als solche kommen immunsuppressiv behandelte Patienten sowie schwere septische Verlaufsformen infrage.

Ansonsten werden diese Arzneimittel zurückhaltend verwendet.

2.10 Immunglobuline

Aufgrund der vermuteten Funktionsstörung des Immunsystems der Darmschleimhaut bei Morbus Crohn und Colitis ulcerosa wurde versuchsweise intravenös 7S-Immunglobulin mit gutem Erfolg eingesetzt [42, 59].

Um einen eindeutigen Wirkungsnachweis zu führen, wurde eine multizentrische, plazebokontrollierte Doppelblindstudie mit 7S-Immunglobulin begonnen, deren Auswertung noch nicht dokumentiert ist.

2.11 Cromoglicinsäure
Cromoglicinsäure, Dinatriumsalz
Dinatriumcromoglycat (DNCG)

Die Substanz verhindert, sofern sie vor Antigen-Einwirkung genommen wurde, die erfolgende Freisetzung der für anaphylaktische Reaktionen verantwortlichen Mediatoren wie z. B. Histamin, Serotonin, Prostaglandin $F_{2\alpha}$ und Leukotrienen, ohne die Immunkompetenz des Organismus zu beeinflussen.

Der genaue Wirkungsmechanismus läßt sich bis heute nicht vollständig erklären.

Die Ergebnisse bei der Behandlung einer Colitis ulcerosa sind widersprüchlich [43].

3. Einsatz der Arzneistoffe bei Morbus Crohn und Colitis ulcerosa

3.1 Arzneistofftherapie bei Morbus Crohn

Neben verschiedenen Formen der Ernährungstherapie (s. 5.) kommt bei der Behandlung des aktiven Morbus Crohn der medikamentösen Therapie wesentliche Bedeutung zu.
Abbildung 9 zeigt die Möglichkeiten schematisch auf.

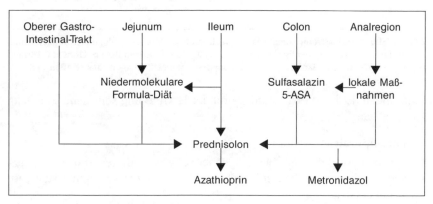

Abb. 9: Schema der medikamentösen Therapie des Morbus Crohn

3.1.1 Bei Lokalisation im Dünndarm

Glucocorticoide

Nach den Ergebnissen der amerikanischen [45] und der europäischen [46] Multicenterstudien sind Prednison/Prednisolon in der Behandlung des akuten entzündlichen Schubes bei Morbus Crohn eindeutig wirksam.
 Eine niedrig dosierte Erhaltungstherapie für 6—12 Monate soll das Remissionsverhalten verbessern (Tab. 9). Angaben zu Dosierung und Fertigarzneimittel s. 2.1.2 bzw. Tab. 9.1.

Sulfasalazin, orale Anwendung

Bedingt durch den Freisetzungsmechanismus von 5-Aminosalicylsäure aus

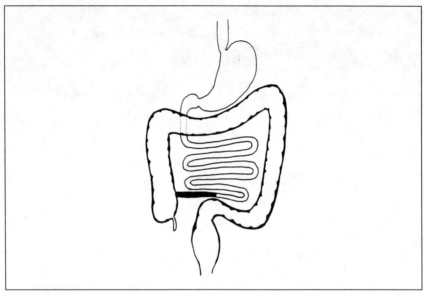

Abb. 10: Skizze des Gastrointestinaltraktes. Lokalisation des Morbus Crohn im terminalen Ileum — sogenannte klassische Lokalisation (——— = Befall; ▭ = kein Befall). Übriger Gastrointestinaltrakt — wie endoskopisch, bzw. radiologisch dokumentiert — nicht betroffen [44]

Sulfasalazin ist bei dieser Lokalisation der Erkrankung kein sicherer Effekt zu erwarten.

Mesalazin, orale Anwendung

Inwieweit diese Substanz, bei möglicherweise veränderter Transitzeit, tatsächlich im befallenen Dünndarmbereich (Ileum) zur Verfügung steht, ist noch ungeklärt.

Tab. 9: Dosierungsschema für Prednisolon [37]

Woche	Prednisolon-Dosis [mg/d]
1.	60
2.	40
3.	30
4.	25
5.	20
6.	15
7.—12.	10
13.—26.	10/5 (täglich alternierend)
27.—52.	10/0 (täglich alternierend)

3.1.2 Bei Lokalisation in Dünn- und Dickdarm

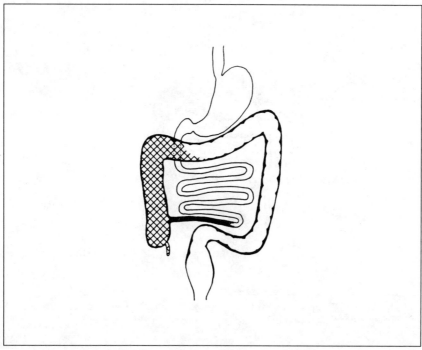

Abb. 11: Schematische Darstellung der häufigsten Lokalisation bei Morbus Crohn: der Ileocolitis. Betroffen sind Ileum und die rechte Kolonhälfte. —— = starker Befall; ✕✕✕ = mittelgradiger Befall; ▭ = frei von makroskopischen Veränderungen [44]

Glucocorticoide

Bei schwerem Krankheitsverlauf werden sie analog 3.1.1 verwendet.

Sulfasalazin, orale Anwendung

Dieser Arzneistoff wird vor allem bei mäßig aktivem Krankheitsverlauf verwendet, da aufgrund des pharmakokinetischen Verhaltens bei dieser Lokalisation eine Wirkung erwartet werden kann.

Angaben zu Dosierung und Fertigarzneimitteln s. 2.3.3 bzw. Tab. 9.3.

Mesalazin, orale Anwendung

Eine dem Sulfasalazin vergleichbare Wirkung ist — bei geringerer Nebenwirkungsrate — möglich. Einschränkend gelten aber z. Zt. noch die Bemerkungen zur Bioverfügbarkeit von „slow-release"Zubereitungen (s. 2.5.3).

Angaben zu Dosierung und Fertigarzneimitteln s. 2.4.3 bzw. Tab. 9.4.

3.1.3 Bei Lokalisation im Kolon

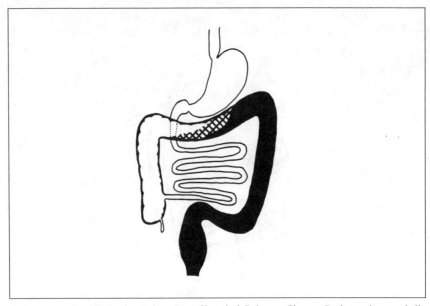

Abb. 12: Morbus Crohn im Kolon. Betroffen sind Rektum, Sigma, C. descendens und die distale Hälfte des C. transversums [44]

Glucocorticoide zur oralen bzw. lokalen Anwendung

Bei linksseitiger Kolitis Crohn ist die lokale Glucocorticoid-Anwendung durch Einläufe (Rektalschaum, Klysmen) wirksamer als die äquivalente, oral verabreichte Dosis [46] (s. auch 2.2).

Es sind die gleichen Vorsichtsmaßnahmen zu berücksichtigen wie bei der oralen Verabreichung von Glucocorticoiden.

Da die Einläufe üblicherweise abends erfolgen, kann die Rhythmik der körpereigenen Cortisol-Produktion gestört werden (vgl. Abb. 1 und 2).

Angaben zu Dosierung und Fertigarzneimitteln s. Tab. 9 bzw. 9.1, 9.2.

Sulfasalazin zur oralen bzw. lokalen Anwendung

Bei mäßiger Krankheitsintensität handelt es sich um eine Standardtherapie (s. auch 2.3.3).

Sulfasalazin-Klysmen weisen eine geringere Nebenwirkungsquote auf als identische orale Gaben (s. auch 2.5.1).

Die mangelnde Akzeptanz und eine meist kurze Verweildauer des Wirkstoffes im entzündeten Darmbereich schränken die lokale Anwendung jedoch ein, wie bei all diesen Darreichungsformen.

Angaben zu Dosierung und Fertigarzneimittel s. 2.3.3 bzw. Tab. 9.3.

Mesalazin zur oralen und lokalen Anwendung

Bei mäßiger Krankheitsintensität zeigen Mesalazin-Klysmen — auch im Vergleich zu Hydrocortison-Einläufen — gute Wirksamkeit (vgl. 2.5.2.3).
Angaben zur Dosierung: 2.4.3
Versagt die Standard-Therapie oder bestehen Fisteln, kann Metronidazol oder Azathioprin verwendet werden (s. auch 2.3.6 bzw. 2.7.2).
Fertigarzneimittel s. Tab. 9.4.

3.1.4 Bei multiplen Manifestationen

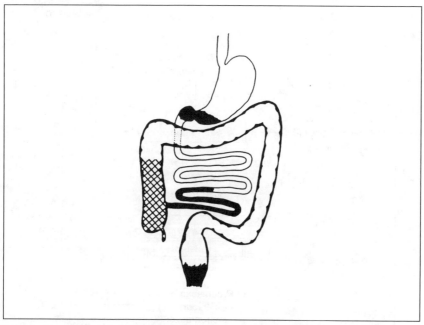

Abb. 13: Ausgeprägter, multipler Befall (auch sogenannte skip lesions) bei Morbus Crohn. Makroskopisch erkennbare Veränderungen sind im Magen, Bulbus duodeni, Ileum (mit terminalem Ileum), Appendix, Zökum, C. ascendens sowie im Rektum nachweisbar [44]

Als Mittel der Wahl werden Glucocorticoide eingesetzt und je nach individueller Situation evtl. mit weiteren Arzneistoffen kombiniert.
So ist z. B. bei nicht genügendem Ansprechen auf Sulfasalazin ein Austausch gegen Metronidazol denkbar.
Spricht die entzündliche Aktivität der Krankheit auf Prednison an, läßt sich jedoch mit niedriger Erhaltungsdosis nicht ausreichend unterdrücken, so kann zusätzliche Anwendung von Azathioprin meist dazu beitragen, die Glucocorticoid-Dosis unter die Cushing-Schwellendosis abzusenken.

3.1.5 Übersicht über den differenzierten Arzneistoffeinsatz bei Morbus Crohn

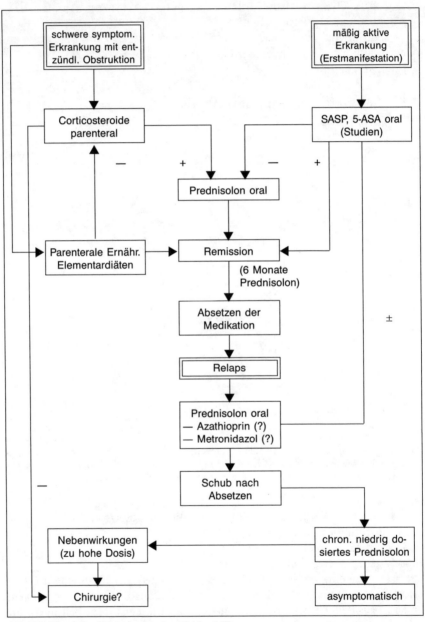

Abb. 14: Therapieschema des Morbus Crohn [47]

3.2 Arzneistofftherapie bei Colitis ulcerosa

Ebenso wie bei Morbus Crohn kommt neben verschiedenen Formen einer Ernährungstherapie der medikamentösen Therapie wesentliche Bedeutung zu.

Im Gegensatz zu Morbus Crohn entsteht die Colitis ulcerosa immer im Mastdarm und schreitet dann kontinuierlich ohne Unterbrechung durch gesunde Darmabschnitte unterschiedlich weit nach oben fort, maximal bis zum Übergang von Dünndarm zu Dickdarm (Abb. 15).

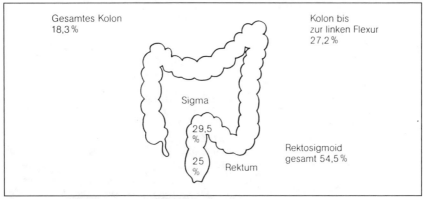

Abb. 15: Ausdehnung der Colitis ulcerosa [37]

Demgemäß werden Mesalazin, Sulfasalazin und/oder Glucocorticoide, je nach Schweregrad der Schädigung, alleine oder in Kombination — auch unter Berücksichtigung der guten Erfolge einer rektalen Applikation — verwendet.

Ein mögliches Dosierungsschema ist in Tab. 10 wiedergegeben.

Einen Überblick über die Therapie der Colitis ulcerosa gibt Abb. 16 [47].

Tab. 10: Medikamentöse Therapie bei Colitis ulcerosa

Akuter Schub (leicht, mittelschwer, schwer)		
SASP oder 5-ASA		Prednisolon
3 (—4) g/Tag 1,5 g/Tag		(mittelschwer oder schwerer Schub)
		1. Woche 60 mg/Tag
		2. Woche 40 mg/Tag
		3. Woche 30 mg/Tag
		4. Woche 25 mg/Tag
		5. Woche 20 mg/Tag
		6. Woche 15 mg/Tag
		ab 7. Woche 10 mg/Tag
		allmählich ausschleichen
Remissionserhaltung SASP 2 g/Tag		

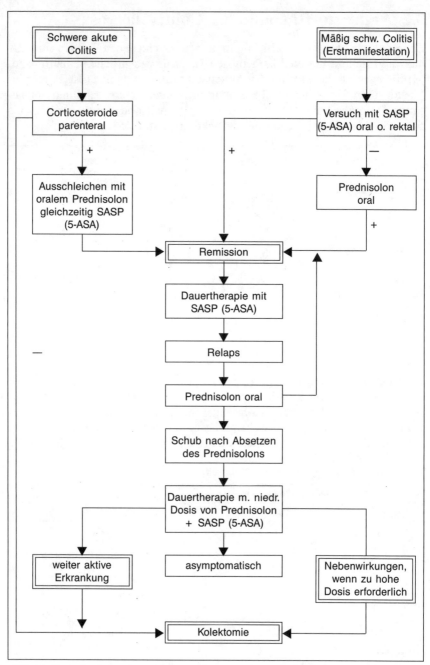

Abb. 16: Therapieschema der Colitis ulcerosa [47]

4. Hinweise zur unterstützenden Behandlung bei entzündlichen Darmerkrankungen

4.1 Extraintestinale Komplikationen bei Morbus Crohn und Colitis ulcerosa

Die extraintestinalen Komplikationen der entzündlichen Darmerkrankungen sind im wesentlichen durch die fehlende Aufnahme oder aber durch den Verlust bestimmter Stoffe infolge der Darmerkrankung verursacht.

Eine Übersicht über die Zuordnung der Komplikationen, die sich daraus ergeben können, ist in Abb. 17 dargestellt.

Tab. 11: Extraintestinale Komplikationen bei Morbus Crohn und Colitis ulcerosa [48]

Komplikation	Erkrankung		Symptome
	MC	CU	
Vitaminmangel	+	—	Osteomalazie
			Muskelatrophie
			Nachtblindheit
			Innenohrschwerhörigkeit
			Geschmacksstörungen
			Hyperkeratosen
			Anämie
Mineralmangel	+	—	Anämie
			Tetanie
			Wachstumsstörung
			Wundheilungsstörung
			Oligospermie
			Immundefizienz
Eiweißmangel	+	—	Ödeme
			Transportproteinmangel
Hyperoxalurie Wasserverlust	+	+	Nierensteine
Gallensäuremangel	+	—	Steatorrhoe
			Gallensteine
Kompression and. Organe	+	—	Harnwegsobstruktion
Blutverlust	—	+	Anämie

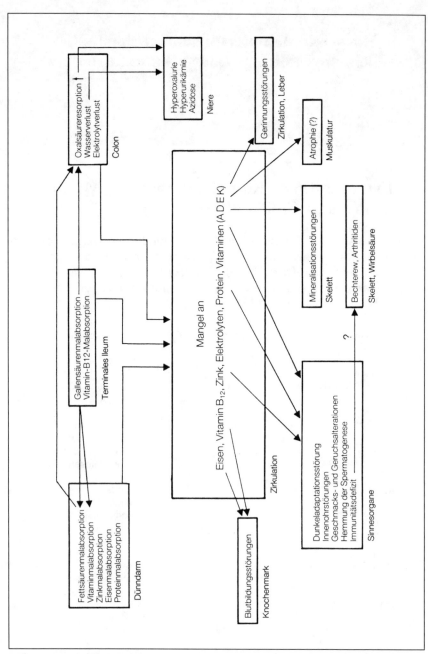

Abb. 17: Schema der Pathogenese der extraintestinalen Komplikationen des Morbus Crohn [48]

Einerseits stehen Vitamin- und Spurenelementmangel mit deren vielfältigen Symptomen an Sinnesorganen, Skelett, Haut und blutbildendem System im Vordergrund.

Andererseits sind Gallen- und Nierensteine klinisch bedeutsam, für deren erhöhtes Auftreten im wesentlichen Gallensäuremangel und vermehrte Oxalatresorption angeschuldigt werden.

Die dadurch ausgelösten Symptome sind, getrennt für Morbus Crohn und Colitis ulcerosa, in Tabelle 11 aufgelistet.

4.1.1 Eisenmangel

Der Eisenmangel, an dem Patienten mit Morbus Crohn häufig leiden, kommt u. a. über den kontinuierlichen Blutverlust durch die ulzerierte Schleimhaut und durch die eisenverbrauchenden entzündlichen Prozesse zustande.

Eine (orale) Eisen-Substitution ist demnach nur nach erfolgreicher entzündungshemmender Therapie sinnvoll. Hierbei erweisen sich vor allem Tropfen, aufgrund der guten Dosierbarkeit (Anpassung an die individuelle Verträglichkeit), als nützlich. Entsprechende Fertigarzneimittel finden sich in Tab. 9.8.

In Tab. 9.7 sind eisenreiche Nahrungsmittel aufgelistet.

4.1.2 Vitaminmangel

Vitamin B_{12} muß substituiert werden, wenn das terminale Ileum als Resorptionsort für Vitamin B_{12} aufgrund der Erkrankung ausgefallen ist.

Bei einer Therapie mit Sulfasalazin oder Azathioprin kann es zu Folsäure-Mangelzuständen kommen. Wird Folsäure substituiert, so ist auf eine zeitlich versetzte Einnahme zu achten (vgl. Tab. 6).

Die Substitution der fettlöslichen Vitamine A, D, E und K ist nur erforderlich, wenn eine Malabsorption vorliegt, oder wenn eine intensive Colestyramin-Behandlung wegen chologener Diarrhoe (s. Gallensäureverlust: 4.1.4) durchgeführt wird.

4.1.3 Spurenelementmangel

Bei sehr ausgedehnter Erkrankung und einseitiger Diät kann auch ein Mangel an Spurenelementen auftreten, wovon besonders der Zinkmangel bekannt geworden ist, an dem etwa 35—45 % der Patienten mit entzündlichen Darmerkrankungen leiden.

Generell wird jedoch auch hier eine konsequente Behandlung der zugrundeliegenden Erkrankung vorgezogen.

Bei nachgewiesenen Mangelzuständen ist jedoch eine Substitution erforderlich, wobei aber auch der Versuch einer Zinksupplementation gerechtfertigt erscheint, selbst wenn Zinkspiegelmessungen zu keinen eindeutigen Ergebnissen führen [60].

Da Zink überwiegend intrazellulär vorkommt, läßt sich mäßiger Zinkmangel durch Messung von Plasma- oder Serumzink auch nicht zuverlässig feststellen.

Offizielle Dosierungsempfehlungen für eine Zinksubstitution bei entzündlichen Darmerkrankungen gibt es zur Zeit nicht, jedoch waren Gaben von Zinksulfat (oral 210 bis 750 mg/Tag) erfolgreich [60]. Dies entspricht 48 mg bis 171 mg Zn^{2+}/Tag.

Der Tagesbedarf eines gesunden Erwachsenen beträgt etwa 15 mg Zn^{2+} (üblicherweise wird in Deutschland maximal der zwei- bis dreifache Tagesbedarf zur Substitution gegeben).

Zinksalze sind zur oralen Anwendung ab einer Tagesdosis von 6 mg Zn^{2+} verschreibungspflichtig [62].

In Tab. 9.9 sind zinkhaltige Monostoff- bzw. Kombipräparate mit Vitaminen und Mineralstoffen aufgelistet.

4.1.4 Gallensäureverlust

4.1.4.1 Gallensäureverlust-Syndrom

Bei Morbus Crohn kann, bedingt durch die Entzündung des terminalen Ileum, eine Gallensäure-Resorptionsstörung vorliegen. Es werden vermehrt Gallensäuren mit dem Stuhl ausgeschieden und dadurch im Kolon Wasserresorptionsstörungen verursacht. Als Folge treten wäßrige Durchfälle auf.

Übersteigt der Gallensäureverlust die Synthesekapazität der Leber, so kommt es langfristig zu weiteren Komplikationen, wie Durchfällen, Fettresorptionsstörungen, Steatorrhoe, Vitaminmangel an fettlöslichen Vitaminen, Oxalatnierensteinen, Cholesteringallensteinen.

Eine besondere Bedeutung haben hierbei Gallen- und Nierensteine. Die Cholesteringallensteine kommen dadurch zustande, daß durch die verminderte Gallensäure-Konzentration in der Gallenflüssigkeit Cholesterin nicht mehr in Lösung gehalten werden kann und ausfällt.

Die Oxalatnierensteine sind eine Begleiterscheinung der Hyperoxalurie, die wiederum Folge einer vermehrten Oxalsäure-Resorption ist. Auf oxalatarme Nahrungsmittel muß dann besonders geachtet werden.

In Tab. 9.10 ist der Oxalsäuregehalt einiger Nahrungsmittel aufgeführt.

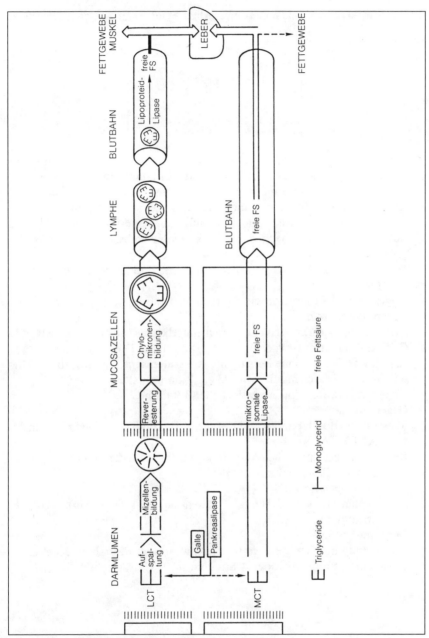

Abb. 18: Vergleichende Darstellung zur Digestion und Resorption von MCT- und LCT-Fetten
MCT: mittelkettige Triglyceride, LCT: langkettige Triglyceride, normales Nahrungsfett, FS: Fettsäuren

4.1.4.2 Colestyramin bei Gallensäureverlust-Syndrom (chologene Diarrhoe)

Colestyramin

$$\left[\begin{array}{c} \cdots-CH-CH_2-CH-CH_2-\cdots \\ \bigcirc\bigcirc \\ \cdots-CH_2-CH-\cdotsCH_2N^+(CH_3)_3\,Cl^- \end{array} \right]_n$$

Colestyramin (QUANTALAN 50) ist ein basisches Anionenaustauscherharz, das nicht resorbiert wird. Dieses bindet in Dünn- und Dickdarm u. a. auch Gallensäuren und erniedrigt dadurch deren Konzentration.
(Auf diesem Prinzip beruht auch die Wirkung als Lipidsenker.)
Es kommt zu einem Rückgang der wäßrigen Durchfälle. Die Dosierung richtet sich individuell nach dem Effekt dieser Substanz auf die Stuhlfrequenz.
Verschiedene unerwünschte Nebenwirkungen sind zu beachten! Es kommen infrage:
— Ungenügende Resorption langkettiger Fettsäuren.
Gegenmaßnahme:
Normale Fettzufuhr vermehrt durch mittelkettige Triglyceride (MCT in CERES-Margarine, -Öl; s. auch 5.3.1.1) ersetzen! Diese werden ohne Mizellbildung — also ohne Beteiligung von Gallensäuren — resorbiert. Dieser Vorgang ist schematisch in Abb. 18 dargestellt.
— Ungenügende Resorption fettlöslicher Vitamine.
Gegenmaßnahme:
Substitution durch parenterale Zufuhr, z. B. durch die ölige Injektionslösung ADEK-FALK.
— Resorptionsstörungen bei Arzneimitteln, insbesondere von
  — oralen Antikoagulanzien (**)
  — Schilddrüsenhormonen (**)
  — Cumarin-Derivaten, Herzglykosiden (speziell Digitoxin), Tetracyclinen und Thiaziden.
Gegenmaßnahme:
Vermeidung durch zeitlich versetzte Anwendung: Einnahme der Arzneistoffe eine Stunde vor oder 4 Stunden nach Colestyramin-Gabe.

4.2 Symptomatische Maßnahmen

4.2.1 Antidiarrhoika

Bei der chologenen Diarrhoe wird Colestyramin eingesetzt (4.1.4.2).
Durchfälle anderer Ursache können, wenn eine kausale Behandlung nicht möglich ist, mit Loperamid (IMODIUM) gemäßigt werden. Falls keine Gegenanzeigen (wie z. B. narbige Stenosen im Darmbereich) bestehen, kann jedoch zuvor die Gabe von Ballaststoffen, wie indischem Flohsamen (Plantaginis ovatae Semen), Leinsamen oder Weizenkleie versucht werden. Wie üblich, ist bei Anwendung der Ballaststoffe auf eine ausreichende Flüssigkeitszufuhr bei der Einnahme zu achten. Wegen der Gefahr eines Darmverschlusses dürfen Arzneimittel, die die Darmmotilität hemmen, nicht gleichzeitig verwendet werden.

4.2.2 Analgetika

Treten bei Patienten mit chronisch entzündlichen Darmerkrankungen vermehrt Schmerzen auf, so kann dies ein wichtiger Hinweis auf neue Entzündungsprozesse sein. Es dürfen keine Analgetika gegeben werden. Vielmehr muß der Patient den behandelnden Arzt aufsuchen, um die Effizienz der augenblicklichen Therapie überprüfen zu lassen.
Wegen der Chronizität dieser Beschwerden besteht ein beachtliches Suchtpotential!

4.2.3 Antirheumatika

Gelenkschmerzen zeigen meist auch eine neuerliche aktive Entzündung an. Daher ist hier wie bei Analgetika (4.2.2) zu verfahren.

5. Diätetische Maßnahmen

5.1 Allgemeine Hinweise

Eine „Crohn-Diät" oder eine „Colitis-Diät", die zu einer eindeutigen Besserung des Krankheitsverlaufes führt oder gar konkurrierend zur Arzneitherapie eingesetzt werden kann, steht bisher nicht zur Verfügung.

Es gibt aber gewisse Richtlinien, deren Einhaltung bei der Ernährung lohnenswert sind.

Für **beide Krankheiten gilt,** daß die Patienten auf eine ausreichende Flüssigkeitszufuhr achten müssen, wenn starker Durchfall besteht. Hierzu können die bekannten Glucose-Elektrolyt-Mischungen verwendet werden (s. Tab. 9.13), wobei die Flüssigkeitszufuhr (portionsweise, über den Tag verteilt) den Flüssigkeitsverlust in etwa ausgleichen sollte.

Generell ist zwischen einer diätetischen Maßnahme im entzündlichen Stadium und einer in der Remissionsphase zu unterscheiden. Die folgenden Richtlinien beziehen sich, wenn nichts anderes angegeben ist, auf eine Ernährung in der Remissionsphase.

5.2.1 Richtlinien zur Ernährung bei Morbus Crohn

— Raffinierte Kohlenhydrate, besonders Zucker und kohlenhydratreiche Nahrungsmittel meiden, also:
  - Süßigkeiten:
    Zucker, Kandis, Honig, Marmelade, Obstkonserven, Konfitüren, Obstmus, Bonbons, Schokolade, Marzipan, Pralinen, Nougat, Krokant, Gummi- und Gelee-Erzeugnisse; Eiscreme
  - (Süße) Backwaren:
    Kuchen, Torten, Kleingebäck, Kekse; Weißbrot, Brötchen
  - gezuckerte Getränke:
    Obstsäfte, Obstsüßmoste, Limonaden
  - Alkoholika, besonders gezuckerte Alkoholika:
    Liköre, Süßweine, Süßbiere

— Allgemein eine abwechslungsreiche Mischkost einhalten, die aber ballaststoff- und faserreich sein sollte!
Die Kohlenhydrate in der Basisernährung sollten weitgehend
  • natürliche, wenig aufgeschlossene Kohlenhydrate sein, also:
  • Vollkornbrot, faserreiche Gemüse wie Kartoffeln, Karotten usw., frische Salate und frisches Obst.
— Bei einigen Patienten kann es zu einer Lactoseintoleranz kommen (da durch Dünndarmbeteiligung beim Krankheitsgeschehen eine Verminderung der Lactase-Aktivität möglich ist). Milch und Milchprodukte sollten dann gemieden werden.
  • Joghurt dagegen wird üblicherweise vertragen.
— Bei Vorliegen von Stenosen im Darmbereich sollte der Ballaststoffanteil in der Nahrung reduziert werden, da es sonst zu krampfartigen Bauchschmerzen (bis Darmverschluß) kommen kann.
Dies ist besonders zu beachten, wenn Ballaststoffe zur Regulierung der Darmfunktion verwendet werden (s. a. 4.2.1).
— Stark blähende Nahrungsmittel meiden!
— In der akuten Krankheitsphase kann eine enterale bzw. parenterale Ernährung durchgeführt werden.
Nach Abklingen der akuten Entzündungserscheinungen kann der Darm wieder an eine ballaststoffreichere Kost gewöhnt werden. Diese Aufbauphase sollte nur so lange wie nötig und so kurz wie möglich sein.
Der Ernährungsaufbau erfolgt in kleinen Schritten. Die Kost soll zunächst
  • ballaststoffarm und lactosefrei sein.
  Es können
  • Suppen, Weißbrot, Zwieback verwendet werden, Fett in Form von Butter.
  Die Dosis langsam nach Verträglichkeit steigern.
— Bei Anzeichen von Fettunverträglichkeit können
  • mittelkettige Triglyceride (MCT) statt Butter (CERES-Margarine, -Öl) verwendet werden (s. a. 4.1.4.2 bzw. 5.3.1.1).
— Bei Mangelernährung muß eine erhöhte Zufuhr von
  • hochwertigem, leicht verdaulichem Eiweiß angestrebt und die
  • Kalorienzufuhr erhöht werden.
  Ebenso sind
  • Vitamine, Spurenelemente und Mineralstoffe zuzuführen.
  Hierfür sind u. a.
  • hochmolekulare Formula-Diäten (vgl. 5.3.1.2 bzw. Tab. 9.11), wie z. B. FRESUBIN — 750 MCT (hochkalorisch!) geeignet.

Die Compliance der Patienten ist relativ gut, da sie bald merken, daß die Diät ihnen hilft, beschwerdefrei zu bleiben, jedoch kleinere „Sünden" rasch zu neuen Symptomen führen (nach 49—53).

5.2.2 Richtlinien zur Ernährung bei Colitis ulcerosa

— Während der akuten Phase:
  • ballaststoffarme Kost, evtl. auch
  • Meidung von Milch und Milchprodukten (analog 5.2.1)
  • Anwendung vollresorbierbarer ballaststofffreier und praktisch lactosefreier Formula-Diäten, wie z. B. SURVIMED INSTANT.
— In gleicher Weise wie beim Morbus Crohn lassen sich bei der Colitis ulcerosa mit ausschließlich parenteraler Ernährung bzw. Ernährung mit vollresorbierbaren ballaststofffreien Formeldiäten positive Behandlungsergebnisse erzielen [49].
— Während der symptomfreien bzw. symptomarmen Zeit:
  • freie Kostwahl bzw. leichte Vollkost

Tab. 12: Unverträglichkeit der Nahrungsmittel bei Patienten mit Colitis ulcerosa (n = 50; obere Säule) im Vergleich zur gesunden Kontrollgruppe (n = 50; untere Säule) [54]

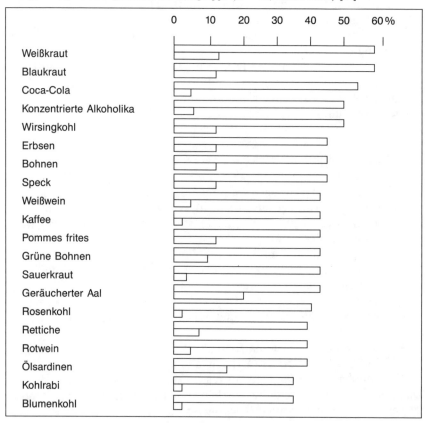

- Meidung der individuell schlecht verträglichen Nahrungsmittel (vgl. dazu Tab. 12).
Ballaststoffreiche Ernährung zeigt (im Gegensatz zu Morbus Crohn) keine Vorteile!

5.3 Formula-Diäten

Formula-Diäten sind (synthetisch hergestellte) Kostformen, die alle erforderlichen Nährstoffe enthalten (sollen) und eine bekannte Energiedichte sowie eine bekannte Nährstoffzusammensetzung aufweisen.

Sie sind im Prinzip als diätetische Lebensmittel anzusehen, da sie „dazu beitragen, besonderen Enährungserfordernissen auf Grund von Krankheit, Mangelerscheinung, Funktionsanomalie und Überempfindlichkeit gegen einzelne Lebensmittel oder deren Bestandteile... zu entsprechen" (Diätverordnung von 1982).

Zur Beurteilung der Formula-Diäten bezgl. der Energie- und Nährstoffzufuhr können die Empfehlungen der Deutschen Gesellschaft für Ernährung (DGE), die Recommended Dietary Allowances (RDA) aus den USA und die Empfehlungen des Bundesgesundheitsamtes (BGA) benutzt werden.

5.3.1 Überblick über Einteilung und qualitative Zusammensetzung von Formula-Diäten

Formula-Diäten, auch als bilanzierte Diäten bezeichnet, werden allgemein anhand der wesentlichen chemischen Merkmale der Hauptinhaltsstoffe in sogenannte
— niedermolekulare (= chemisch definierte) und
— hochmolekulare (= Nährstoff-definierte)
Präparate eingeteilt.

5.3.1.1 Niedermolekulare Formula-Diäten („Astronautennahrung", Elementardiät, Aminosäure-Diät, voll-synthetische Diät, voll-resorbierbare Diät)

Formula-Diäten der 1. Generation (Aminosäure-Diäten)

Derartige Nahrungen werden bereits in den oberen Darmabschnitten des Dünndarms weitgehend resorbiert (qualitative Zusammensetzung s. Abb. 19).

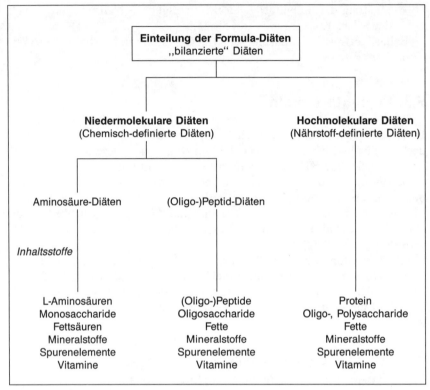

Abb. 19: Einteilung der Formula-Diäten [52]

Solche Diäten weisen eine hohe Osmolarität auf, ferner niedrigen Fettgehalt und schlechten Geschmack.

Die Akzeptanz wird durch den unangenehmen Geschmack, vor allem bei Kindern, stark beeinträchtigt (Präparate-Beispiel s. Abb. 20).

Formula-Diäten der 2. Generation (Oligo-Peptid-Diäten)

Derartige Diäten werden häufig mit dem Zusatz „bilanziert" bzw. „vollbilanziert" versehen.

Durch Einsatz von Oligopeptiden aus 2—3 Aminosäuren gegenüber der Gabe einer reinen Aminosäuremischung werden geringere osmotische Effekte und rascheres Resorptionsverhalten erreicht. Diese Präparate sind zudem geschmacksneutral.

Als Fette werden beispielsweise Sonnenblumen-, Soja- oder Maiskeimöl mit einem hohen Anteil an mehrfach ungesättigten Fettsäuren verwendet.

Häufig werden auch mittelkettige Triglyceride (MCT) zugesetzt, wodurch einer möglichen Störung der Fettverdauung und -resorption vorgebeugt wird.

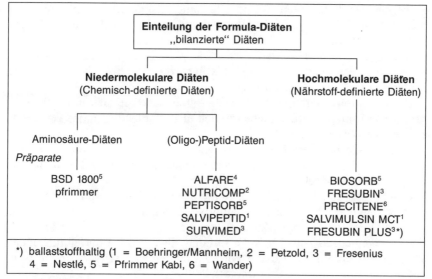

Abb. 20: Einteilung der Formula-Diäten [52] Präparatebeispiele

Vorteile der MCT-Fette sind u. a.:
— Resorption ohne vorherige Mizellbildung durch Gallenflüssigkeit
— Rasche und vollständige Resorption auch bei Malassimilationssyndromen (vgl. hierzu Abb. 18).

Hinweis zur Verwendung von mittelkettigen Triglyceriden:
— Mittelkettige Triglyceride können prinzipiell nicht so hoch erhitzt werden wie andere Fette oder Öle. Bei Temperaturen über 120—130 °C zeigt sich eine Qualmentwicklung.
Sie sind daher als Bratfette nicht geeignet, sondern werden bevorzugt nach der Zubereitung (z. B. in der kunststoffbeschichteten Bratpfanne) den noch warmen Speisen zugesetzt.
— Langes Warmhalten oder Wiederaufwärmen sollte vermieden werden, da durch andere Bestandteile der Speisen (Eiweiß, Kohlenhydrate) ein leicht bitterer Geschmack entstehen könnte.

(MCT-Fette sind in CERES MCT-Diät-Margarine [zu mindestens 72%] und CERES MCT-Diät-Speiseöl [zu 95%] enthalten. Hersteller: Union Deutsche Lebensmittelwerke GmbH, Hamburg.)

5.3.1.2 Hochmolekulare Formula-Diäten (Nährstoff-definierte Diäten)

Diese Nährstoff-definierten Diäten entsprechen im Prinzip den in der Diätküche aus normalen Lebensmitteln selbst hergestellten (Sonden-) Nahrungen.

Wegen der konstanten Nährstoffgehalte, der größeren hygienischen Sicherheit und der einfacheren Handhabung empfiehlt sich jedoch die Anwendung von Industrieprodukten.

Proteine, Fette und Kohlenhydrate stammen auch hier aus nativen Lebensmitteln, Proteinquelle ist meist Milchprotein oder auch Sojaprotein, Eiklaralbumin und Fleischprotein.

Die hochmolekularen Formula-Diäten unterscheiden sich in der Fettzusammensetzung prinzipiell nicht von den niedermolekularen, im Fettgehalt können sie aber höher liegen.

Im Lactosegehalt bestehen Unterschiede zwischen den Präparaten. Dieser Umstand ist bei bestehender Lactoseintoleranz (durch Lactase-Mangel) besonders zu berücksichtigen.

Geschmacklich sind hochmolekulare Formula-Diäten angenehmer als niedermolekulare Produkte. (Qualitative Zusammensetzung s. Abb. 19: Präparate-Beispiele s. Abb. 20 und Tab. 9.11.)

Eine energiebedarfsdeckende Versorgung, die auf den Empfehlungen der DGE (1985) beruht, ist für die Formula-Diäten FRESUBIN flüssig bzw. FRESUBIN plus in Tab. 9.12 dargestellt.

5.4 Vorteile von industriell hergestellten Formula-Diäten

Da der Nährstoffgehalt der bilanzierten Formula-Diäten auf den Ernährungsempfehlungen (DGE, RDA) basiert, ist auch bei langfristiger ausschließlich enteraler Ernährung eine bedarfsdeckende Versorgung mit allen essentiellen Nährstoffen sichergestellt.

Die Energiedichte ist festgelegt, die Energiezufuhr daher überprüfbar.

Gebrauchsfertige flüssige Trink- und Sondennahrungen besitzen einen der physiologischen Osmolarität angenäherten osmotischen Druck (250—350 mosmol/l). Osmotisch bedingte Diarrhoen sind daher selten, bzw. treten bei einschleichender Dosierung nicht auf.

Die sterile Herstellung industriell gefertigter Sondennahrung ermöglicht eine extrem keimarme Nahrungszufuhr. Dies ist von Bedeutung, da die Sonde häufig im Zwölffingerdarm oder im angrenzenden Darmbereich (Jejunum) lokalisiert wird, der desinfizierende Einfluß des Magensaftes also umgangen wird.

Das Risiko einer durch die hausgemachte Sondennahrung ausgelösten Infektion wird mit ca. 30% angegeben [50], im Vergleich zu nur 6% bei Verwendung einer industriell gefertigten Formula-Diät.

Gute Sondengängigkeit auch bei Verwendung der heute üblichen, extrem dünnlumigen (filiformen) Ernährungssonden ist gewährleistet.

6. Enterale und parenterale (Heim-) Ernährung bei Morbus Crohn und Colitis ulcerosa

Unter **enteraler Ernährung** versteht man allgemein die Zufuhr nährstoffdefinierter oder chemisch-definierter Diäten mittels verschiedener Sondentechniken direkt in den Magen oder Dünndarm.

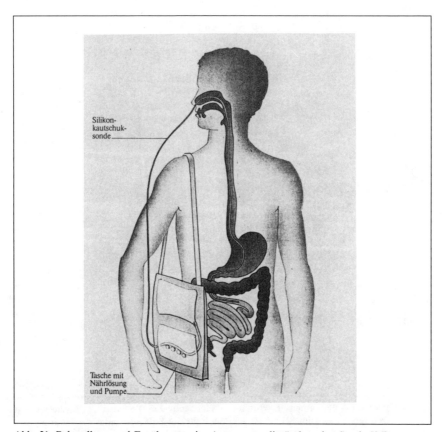

Abb. 21: Behandlung und Ernährung mit „Astronautendiät" über eine Sonde [26]

Die Gabe einer solchen Diät wird dann konstant über 24 Stunden mittels einer Infusionspumpe ermöglicht (Abb. 21).

Diese Behandlungsform ist auch unter ambulanten Bedingungen möglich: die Patienten können sich ihre Nahrung selbst zubereiten. Infusionsbeutel mit der Nahrung sowie Infusionspumpe können in einer Tasche oder Weste am Körper getragen werden, so daß sie frei beweglich sind.

Eine neu entwickelte Nasenolive (FREKA Nasenolive, Fresenius) kann für diese Patienten von psychologischem Nutzen sein. Mit Hilfe dieser (relativ unauffälligen) Nasenolive aus Dentalkunststoff kann auf die umständliche Pflasterbefestigung der Magensonde auf der Wange verzichtet werden.

Die Behandlung muß einschleichend zunächst mit einer geringen Nahrungsmenge begonnen werden, um anfängliche osmotische Diarrhoen zu vermeiden.

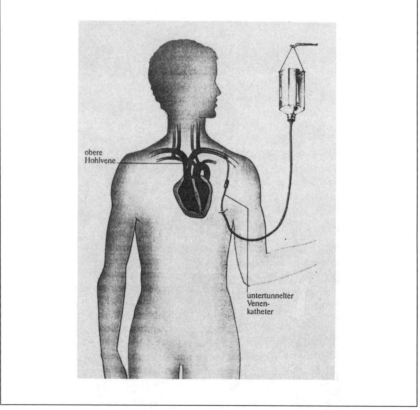

Abb. 22: Ernährung über einen untertunnelten Venenkatheter: Die Spitze des Katheters liegt in der oberen Hohlvene; zum Schutz ist ein Abschnitt des Katheters unter der Haut gelegen [26]

Eine totale **parenterale Ernährung** wird über einen zentralen Venenkatheter ermöglicht (Abb. 22). Über diesen wird dann der Organismus während eines längeren Zeitraums mit Nährlösungen versorgt.

Nach entsprechendem Training ist auch diese Behandlungsform zu Hause durchzuführen, wodurch die soziale und evtl. berufliche Rehabilitation erleichtert wird („parenterale Heimernährung"). Die Versorgung des zentralen Venenkatheters muß, um eine Infektion zu verhindern, unter sterilen Bedingungen erfolgen.

Nach mehrtägiger Schulung können die Patienten selbst, z. B. während der Nacht, die Infusionslösungen anlegen: tagsüber kann der Katheter abgeklemmt werden und die Patienten können sich dann frei bewegen.

Die meisten der noch hypothetischen Wirkprinzipien können sowohl für die enterale wie auch für die parenterale Ernährung in Anspruch genommen werden.

Diskutiert werden [55]:
— Darmruhigstellung
— Verminderte Pankreassekretion
— Änderung des bakteriellen Milieus
— Verbesserte Reabsorption von Wasser
— Allergenfreiheit
— Verbesserung des Ernährungszustandes

Die Hinweise mehren sich, daß die Verbesserung des Ernährungszustandes möglicherweise als entscheidender Faktor anzusehen ist.

Abgesehen von extrem schweren Erkrankungen unterscheiden sich enterale und parenterale Ernährungsverfahren nicht in ihrer Wirksamkeit als adjuvante Therapie bei verschiedenen Problemen des Morbus Crohn, so daß als primäres Verfahren die enterale Sondenernährung infrage kommen kann.

Diese Methode scheint auch einer oralen Zufuhr flüssiger Formula-Diäten überlegen zu sein.

7. Verordnungsfähigkeit von Formula-Diäten

Die Kostenerstattung ist für die oben beschriebenen ernährungstherapeutischen Maßnahmen z. Zt. nur teilweise geregelt.

Gemäß den Arzneimittelrichtlinien der Krankenkassen werden die Kosten für „ . . . Elementardiäten (Gemische von Nahrungsgrundbausteinen, Vitaminen und Spurenelementen) bei Morbus Crohn und Kurzdarmsyndrom und stark untergewichtigen Kindern mit Mucoviscidose" übernommen.

Erstattet werden auch entsprechend des Hilfsmittelkataloges der Krankenkassen die Kosten für Systeme zur kontinuierlichen Sondenernährung.

8. Entzündliche Darmerkrankungen und Naturheilweisen

Der Gedanke, an einer Krankheit zu leiden, deren Ursache ungeklärt und deren kausale Therapie z. Zt. nicht möglich ist, wirkt bedrückend.

Hinzu kommen die immer wieder leidvollen Erfahrungen der Patienten im aktiven Krankheitsschub und die möglichen oder auch tatsächlich auftretenden Nebenwirkungen der Arzneitherapie. In Anbetracht des chronischen Krankheitsgeschehens wird so früher oder später der Wunsch aufkommen, Heilungsmöglichkeiten außerhalb der Schulmedizin zu suchen.

Es gibt jedoch bis heute weder aus dem In- noch Ausland gesicherte Angaben über Therapie-Erfolge durch Naturheilweisen oder Homöopathie.

Dies soll nicht bedeuten, daß man diese Verfahren rundweg ablehnen muß.

Überaus wichtig ist jedoch, daß der Patient bei einem Nicht-Ansprechen auf alternative Behandlungsmaßnahmen wieder seinen Arzt aufsucht, besonders auch in Hinblick auf die bei chronisch-entzündlichen Darmkrankheiten möglichen Komplikationen.

9. Tabellen

Tab. 9.1: Glucocorticoide zur oralen bzw. rektalen Anwendung

Bezeichnung	Anwendung	Cushing-Schwellen-Dosis*) mg/Tag	Prednisolon-Äquivalenz-Dosis mg/Tag	Fertigarzneimittel Dosis/ Darreichungsform
Hydrocortison (INN)	oral	30		HYDROCORTISON HOECHST 10 mg/Tbl.
— acetat	rektal			COLIFOAM 2 g/25 g Rektalschaum
Prednison (INN)	oral	7,5	5	DECORTIN 1 mg/Perle 5 mg, 50 mg/Tbl. PREDNISON „DORSCH" 5 mg, 20 mg/Tbl. ULTRACORTEN 5 mg, 50 mg/Tbl.
	rektal			PREDNIMENT 25 mg/100 ml Suspension RECTODELT 5 mg, 10 mg, 30 mg, 100 mg/Supp.
Prednisolon (INN)	oral	7,5 Kinder: 0,2 mg/kg KG	5	DECORTIN H 5 mg, 50 mg/Tbl. DELTACORTRIL 5 mg/Tbl. HOSTACORTIN H 5 mg/Tbl. LONGIPREDNIL — 7,5 mg 7,5 mg/Dg. PREDNISOLON FERRING 2 mg, 5 mg/Tbl. SCHERISOLON 5 mg/Tbl.
	rektal			KLISMACORT 100 mg/Rektalkapsel

Tab. 9.1 (Fortsetzung)

Bezeichnung	Anwendung	Cushing-Schwellen-Dosis*) mg/Tag	Prednisolon-Äquivalenz-Dosis mg/Tag	Fertigarzneimittel Dosis/ Darreichungsform
Methylprednisolon (INN)	oral	6 Kinder: 0,16 mg/kg KG	4	MEDRATE 4 mg/Tbl. URBASON 4 mg, 16 mg, 40 mg/Tbl.
Prednyliden (INN) 16-Methylenprednisolon	oral	9	6	DECORTILEN 6 mg, 24 mg, 60 mg/Tbl.
Fluocortolon	oral	7,5	5	ULTRALAN-ORAL 5 mg, 20 mg, 50 mg/Tbl.

*) Sie unterliegt großen individuellen Schwankungen; die Vergleichbarkeit ist oft deshalb in Frage gestellt, weil die Zeit der Anwendung der einzelnen Verbindungen nicht angegeben wird.
Die Tabelle erhebt keinen Anspruch auf Vollständigkeit.

Tab. 9.2: Glucocorticoide zur rektalen Anwendung bei entzündlichen Darmerkrankungen

Fertigarzneimittel (Hersteller)	Arzneistoff	Darreichungsform	Dosierung
BETNESOL REKTAL INSTILLATION (Glaxo)	Betamethason	100 ml Lösung	1 Instillation tgl. über 2—4 Wochen
COLIFOAM (Trommsdorff)	Hydrocortison	Rektalschaum: Sprayflasche mit Applikator	1—2x tgl. eine Applikatorfüllung (ca. 1 g) für 2—3 Wo.; dann jeden 2. Tag 1x
PREDNIMENT (Ferring)	Prednison	100 ml Suspension	1x tgl. anzuwenden

Die Tabelle erhebt keinen Anspruch auf Vollständigkeit.

Tab. 9.3: Sulfasalazin-haltige Fertigarzneimittel zur oralen bzw. rektalen Anwendung

Fertigarzneim. (Hersteller)	Anwendung	mg/Darreichungsf.	Dosierung
AZULFIDINE (Pharmacia Arzneimittel)	oral	500/Dragées magensaftresistent 500/Tabletten	Initialtherapie: 8—10 Dg./Tbl. tgl. in 4—8 gleichen Dosen. Zur Einleitung sollte die Dosis über mehrere Tage ansteigen. Kinder: 40—60 mg/kg KG Dauertherapie: 4—6 Dr./Tbl. tgl. Kinder: 30—40 mg/kg KG

Tab. 9.3: (Fortsetzung)

Fertigarzneim. (Hersteller)	Anwendung	mg/Darreichungsf.	Dosierung
	rektal	3000/100 ml Klysma 500/Suppositorien	Bei akuter Exazerbation im unteren Dickdarmbereich abends ein Klysma. 1—2 Supp. morgens u. abends
AZULFIDINE RA (Pharmacia Arzneimittel)	oral	500/Dragées magensaftresistent	Einschleichend beginnen, dann 2 x 2 Dg. tgl.
COLO-PLEON (Henning, Berlin)	oral	500/Dragées, magensaftresistent	Initialtherapie: 6—8 Dg. tgl. Kinder: (8—14 Jahre) 2—6 Dg. tgl.
COLO-PLEON ML (Henning, Berlin)	oral	500/Dragées, magensaftlöslich	Kinder (5—7 Jahre) 1—4 Dg. tgl. Dauertherapie: 4(—6) Dg. tgl.
COLO-PLEON Klysma (Henning, Berlin)	rektal	3000/100 ml Klysma	Erwachsene und Kinder über 14 Jahre: abends ein Klysma

Üblicherweise sollten insbesondere initial und bei hoher Stuhlfrequenz Tabletten bzw. magensaftlösliche Dragées gegeben werden, da bei zu schneller Darmpassage (sehr häufigen Stühlen pro Tag) ansonsten zu wenig Wirkstoff freigesetzt wird.
Magensaftresistente Zubereitungen eignen sich bei starker Magenunverträglichkeit oder bei leichten Fällen von entzündlichen Schüben (mit wenig verminderter gastrointestinaler Transitzeit), bzw. für eine Intervallbehandlung.

Tab. 9.4: Mesalazin- und Olsalazin-haltige Fertigarzneimittel zur oralen bzw. rektalen Anwendung

Fertigarzneim. (Hersteller)	Arzneistoff Anwendung	mg/Darreichungsf.	Dosierung
CLAVERSAL MITE (SKD)	Mesalazin oral	250/Tbl. magensaftresistent	Initial- und Dauertherapie: 3 x 2 Tbl. p. c. unzerkaut mit reichlich Flüssigkeit
CLAVERSAL S (SKD)	Mesalazin rektal	250/Supp.	Akutbehandlung: 3 x 2 Supp. tgl. Rezidivprophylaxe: 3 x 1 Supp. tgl. Behandlung auf 6 Monate beschränken
DIPENTUM (Pharmacia Arzneimittel)	Olsalazin oral	250/Kpl.	morgens und abends je 2 Kpl. unmittelbar p. c.
SALOFALK (Falk)	Mesalazin rektal	4000/60 g Klysmen	Nur Akutbehandlung: abends ein Klysma
SALOFALK 250 (Falk)	Mesalazin rektal	250/Supp.	Akutbehandlung: 3 x 2 Supp. tgl. Rezidivprophylaxe: 3 x 1 Supp. tgl.
SALOFALK 250 (Falk)	Mesalazin oral	250/Tbl. magensaftresistent	Akutbehandlung: 3 x 2 Tbl. tgl.; in schweren Fällen Dosisverdoppelung möglich (für 8—12 Wo.) Rezidivprophylaxe: 3 x 2 Tbl. tgl.
SALOFALK 500 (Falk)	Mesalazin oral	500/Tbl. magensaftresistent	Akutbehandlung: 3 x 1 Tbl. tgl.; in schweren Fällen Dosisverdoppelung möglich (für 8—12 Wo.) Rezidivprophylaxe: 3 x 1 Tbl. tgl.

Tab. 9.5: Kaliumreiche Nahrungsmittel*)

pro 100 g eßbare Substanz:	Kaliumgeh. (mg)	Natriumgeh. (mg)
Früchte		
Aprikosen (Prunus armeniaca)	440	0,6
— getrocknet	1700	26
Bananen (Musa sapientum)	420	1
Datteln (Phoenix dactylifera), getrocknet	790	1
Feigen (Ficus carica), getrocknet	780	34
Pfirsiche (Prunus persica), getrocknet	1100	12
Pflaumen (Prunus domestica), getrocknet	700	6
Rosinen (Vitis vinifera)	725	31
Gemüse		
Artischocken (Cynara scolymus)	430	43
Bohnen, weiße (Phaseolus vulgaris)	1310	2
Erbsen (Pisum sativum), getrocknet	880	42
Fenchel (Foeniculum vulgare)	784	331
Kartoffeln (Solanum tuberosum)	410	3
— Chips	880	340
Grünkohl (Brassica oleracea var. acephala)	410	75
Linsen (Lens esculenta), getrocknet	810	36
Löwenzahnblätter (Taraxacum officinale)	430	76
Mangold (Beta vulgaris var. cicla)	550	147
Rosenkohl (Brassica oleracea var. gemmifera)	450	12
Feldsalat (Valerianella olitoria)	421	4
Sojabohnen (Glycine hispida), getrocknet	1900	4
Spinat (Spinacia oleracea)	662	62
— gefroren, ungetaut; Blätter	385	53
Pilze		
Champignon (Psalliota campestris)	520	5
Pfifferling (Cantharellus cibarius)	507	3
Steinpilz (Boletus edulis)	486	6
Nüsse		
Erdnüsse (Arachis hypogaea), geröstet	740	3
Haselnüsse (Corylus avellana), trocken	618	3
Mandeln (Amygdalus communis)	690	3
Paranüsse (Bertholletia excelsa)	670	2
Pistazienkerne (Pistacia vera)	972	—
Walnüsse (Juglans regia)	450	4
Getreide und Mehle		
Roggen (Secale cereale), Vollmehl	439	2
Soja (Glycine hispida), vollfett	1660	—
— halbentfettet	2025	—
Weizenkeime (Triticum sp.)	780	2
Brote		
Knäckebrot	436	463
Pumpernickel	454	569

*) Aus der Vielzahl von Nahrungsmitteln wurden nur solche mit einem Kaliumgehalt > 400 mg/100 g eßbarer Substanz ausgewählt. Die Liste erhebt keinen Anspruch auf Vollständigkeit. (Quelle: Documenta Geigy, Wissenschaftliche Tabellen)

Tab. 9.6: Mineralstoffpräparate zur oralen Kalium-Substitution

Fertigarzneimittel Darreichungsform	Zusammensetzung pro Darreichungsform	Dosierung
KALINOR-BRAUSETABLETTEN Brausetabletten	Kaliumcitrat 1 H_2O 2,17 g, Kaliumhydrogencarbonat 2 g *Gesamtkalium:* 40 mval K^+	Bis zu 3 Tbl. tgl.; jeweils in ca. 200 ml ($^1/_2$ Glas) Wasser ganz auflösen und nach Bedarf m. Zucker od. Fruchtsaft nachsüßen.
KALINOR-RETARD P Retard-Kapseln	Kaliumchlorid 600 mg *Kaliumgehalt:* 8 mval K^+	Prophylaxe: mit 3 x 1 tgl. beginnen, danach i. allg. 2—3 tgl. Therapie: mit 3 x 2 tgl. beginnen, danach je nach Bedarf 5—12 tgl., ggf. mehr. Zu den Mahlzeiten unzerkaut mit reichlich Flüssigkeit (mind. ein Glas Wasser) einzunehmen
KALITRANS Brausetabletten	Kaliumhydrogencarbonat 2,5 g *Kaliumgehalt:* 25 mval K^+ *Hilfsstoff: Citronensäure*	2—4 Brausetbl. tgl.; jeweils in ca. 200 ml ($^1/_2$ Glas) Wasser, Fruchtsaft o. ä. ganz auflösen
KALIUM-DURILES Retard-Tabletten	Kaliumchlorid 750 mg *Kaliumgehalt:* 10 mval K^+	Substitutionstherapie: 2 x 1 tgl. bis 6 x 1 tgl. Zu den Mahlzeiten unzerkaut mit reichlich Flüssigkeit (mind. ein Glas Wasser) einzunehmen.
KCL-RETARD ZYMA Dragées	Kaliumchlorid: 600 mg *Kaliumgehalt:* 8 mval K^+	3 x 1 bis 3 x 2 tgl. Zu den Mahlzeiten unzerkaut mit reichlich Flüssigkeit (mind. ein Glas Wasser) einzunehmen.
LIQUISORB K Pulver (Beutel)	Kaliumchlorid 1,34 g, Kaliumhydrogencarbonat 1 g, Kaliumdihydrogenphosphat 0,27 g, Saccharose 22,5 g *Hilfsstoff: Citronensäure* *Kaliumgehalt:* 30 mval K^+	Im allg. 1 Beutel auf $^1/_2$ l Wasser

Hinweis: Die bei der Substitutionstherapie häufiger auftretenden Nebenwirkungen wie Nausea und Erbrechen sowie Darmkrämpfe lassen sich auf den gewebereizenden Effekt der Kaliumsalze in höherer Konzentration zurückführen.
Abhilfe kann man durch Verwendung ausreichend verdünnter Lösungen, z. B. von Brausetabletten, schaffen.
Bei ausgeprägten Beschwerden (starke Bauchschmerzen, Durchfälle sowie Magen-Darm-Blutungen) ist das Präparat sofort abzusetzen, da diese Symptome auf eine Ulzeration oder Perforation im Verdauungstrakt hinweisen können!

Tab. 9.6 (Fortsetzung)

Fertigarzneimittel Darreichungsform	Zusammensetzung pro Darreichungsform	Dosierung
REKAWAN Kapseln	Kaliumchlorid 600 mg *Kaliumgehalt:* 8 mval K$^+$	Im allg. 3 x 1 Kapsel tgl. unzerkaut mit ausreichend Flüssigkeit
Tabletten	Kaliumchlorid 1000 mg *Kaliumgehalt:* 13 mval K$^+$	bzw. 3 x 1 Tablette tgl. zu den Mahlzeiten bzw.
Granulat-Briefchen	wie Tabletten	3 x 1 Granulat-Briefchen tgl. in heißem Wasser gelöst zu Bouillon od. als Zusatz zu Suppen

Hinweis: Die bei der Substitutionstherapie häufiger auftretenden Nebenwirkungen wie Nausea und Erbrechen sowie Darmkrämpfe lassen sich auf den gewebereizenden Effekt der Kaliumsalze in höherer Konzentration zurückführen.
Abhilfe kann man durch Verwendung ausreichend verdünnter Lösungen, z. B. von Brausetabletten, schaffen.
Bei ausgeprägten Beschwerden (starke Bauchschmerzen, Durchfälle sowie Magen-Darm-Blutungen) ist das Präparat sofort abzusetzen, da diese Symptome auf eine Ulzeration oder Perforation im Verdauungstrakt hinweisen können!

Tab. 9.7: Eisenreiche Nahrungsmittel*)

Nahrungsmittel	mg	Nahrungsmittel	mg
Früchte		Endivien	1,7
Aprikosen, getrocknet	5,5	Erbsen, grüne	2,0
Brombeeren,		Fenchel	2,7
Erdbeeren,		Gurken	1,1
Heidelbeeren,		Grünkohl	2,2
Himbeeren,		Lauch	1,0
Johannisbeeren (rote u. weiße)	1,0	Linsen, getrocknet	8,6
Datteln, getrocknet	3,0	Mangold	2,7
Feigen, getrocknet	4,0	Petersilie	6,2
Holunderbeeren	1,6	Rosenkohl	1,5
Pfirsiche, getrocknet	6,0	Kopfsalat	2,0
Pflaumen, getrocknet	3,9	Schwarzwurzel	1,5
Rosinen	3,5	Sojabohnen, getrocknet	8,4
		Spargel	1,0
Gemüse		Spinat	3,1
Artischocken	1,3		
Blumenkohl, Broccoli	1,1	**Pilze**	
Bohnen, weiße	6,1	Pfifferling	6,5

*) Aus der Vielzahl von Nahrungsmitteln wurden nur solche mit einem Eisen-Gehalt von ≥1,0 mg/100 g eßbarer Substanz ausgewählt (Quelle: Documenta Geigy, Wissenschaftliche Tabellen). Die Liste erhebt keinen Anspruch auf Vollständigkeit.

Tab. 9.7 (Fortsetzung)

Nahrungsmittel	mg	Nahrungsmittel	mg
Steinpilz	1,0	Knäckebrot	4,7
Bierhefe, getrocknet	17,3	Pumpernickel	2,4
Preßhefe (Bäckerhefe)	4,9	Roggenbrot	1,9
		Zwieback	1,5
Getreide und Mehle		Eierteigwaren	2,1
Gerste	2,0	Spaghetti	1,5
Haferflocken	3,6		
Mais	1,8	**Nüsse**	
Reis, Vollreis	1,6	Erdnüsse, geröstet	2,2
Roggen, Vollmehl	2,6	Haselnüsse	4,5
Soja, halbentfettet	9,1	Kastanien	1,4
Weizen, Vollmehl	3,3	Kokosnüsse	1,7
Weizenkeime	9,4	Mandeln	4,7
		Paranüsse	2,8
Brot und Teigwaren		Pistazienkerne	7,3
Grahambrot	1,6	Walnüsse	3,1

*) Aus der Vielzahl von Nahrungsmitteln wurden nur solche mit einem Eisen-Gehalt von ≥ 1,0 mg/100 g eßbarer Substanz ausgewählt (Quelle: Documenta Geigy, Wissenschaftliche Tabellen). Die Liste erhebt keinen Anspruch auf Vollständigkeit.

Tab. 9.8: Eisen-II-Verbindungen in Tropfen oder Säften

FERRO 66	Tropfen	(1)	Eisen(II)-chlorid	44 mg Fe^{2+}/1 ml (20 Trpf.)
FERROGLUKONAT-RATIOPHARM	Sirup	(2)	Eisen(II)-glukonat	28 mg Fe^{2+}/10 ml
FERRO SANOL	Tropfen	(3)	Eisen(II)-glycin-sulfat-Komplex	30 mg Fe^{2+}/1 ml (ca. 25 Trpf.)
LIQUIFER	Saft	(4)	Polystyrolsulfonsäure, Eisen(II)-salz	105 mg Fe^{2+}/10 ml

Dosierungsangaben:
zu (1): Eisenmangeltherapie: Kinder und Erwachsene 3x tgl. 15 Trpf. in Fruchtsaft
zu (2): Kinder: 3x tgl. 1 Teelöffel Sirup: Erwachsene: 3x tgl. 1 Eßlöffel Sirup
zu (3): Kinder: Dosierung dem Körpergewicht entsprechend;
　　　　bei 5 kg KG 4x 6 Trpf. tgl., bei 10 kg KG 4x 8 Trpf. tgl.
　　　　Erwachsene: initial: 4—6 x 35 Trpf. tgl.; Erhaltungsdosis 1—2x 35 Trpf. tgl.
zu (4): Kinder bis 12 Jahre: 1x 5 ml tgl.
　　　　Kinder über 12 Jahre: 1x 10 ml tgl.
Allgemein gilt, daß diese Arzneimittel vor den Mahlzeiten eingenommen werden und als Getränk kein Tee (durch Gerbstoffe Verminderung der Eisen-Resorption) verwendet werden darf.
Aufgrund der guten Dosierbarkeit können Tropfen bevorzugt werden.

Tab. 9.9: Zinkhaltige Präparate

Zinkverbindungen in Monostoffpräparaten				
SOLVEZINK*)	Brausetbl.	Zinksulfat 7 H_2O	200 mg/Tbl. (45 mg Zn^{2+})	2—3x 1 tgl.
ZINKOROTAT 40*)	Tbl.	Zinkorotat 2 H_2O	40 mg/Tbl. (6,3 mg Zn^{2+})	1—3x 1 tgl.
ZINKOROTAT 20	Tbl.	Zinkorotat 2 H_2O	20 mg/Tbl. (3,2 mg Zn^{2+})	1x 1 tgl.
Zinkverbindungen in Mineralstoffpräparaten				
TAXOFIT MINERAL MULTI-MINERALIEN	Tabletten	Zinksulfat 7 H_2O	0,09 mg Zn^{2+}/Tbl.	1—2x 1 tgl.
Zinkverbindungen in Multivitamin-Mineralstoff-Präparaten				
COMBIONTA N	Dragées	Zinkoxid	0,05 mg Zn^{2+}/Dg.	1—2x 1 tgl.
EUNOVA	Dragées	Zinkoxid	0,3 mg Zn^{2+}/Dg.	1—2x 1 tgl.
— FORTE	Kapseln	Zinkoxid	0,4 mg Zn^{2+}/Kpl.	1x 1 tgl.
MULTIVITAMIN S PHYTOPHARMA	Dragées	Zinkoxid	0,05 mg Zn^{2+}/Dg.	3x 1 tgl.
NEUGRA	Dragées	Zinkoxid	0,3 mg Zn^{2+}/Dg.	1—2x 1 tgl.

Die Liste erhebt keinen Anspruch auf Vollständigkeit.
*) = verschreibungspflichtig (vgl. S. 102)

Tab. 9.10: Oxalsäuregehalt diverser Nahrungsmittel

Oxalsäuregehalt in mg/100 g eßbarer Substanz (nach Documenta Geigy, wissenschaftliche Tabellen)			
Grünkohl	13	Karotten	33
Brombeeren, Erdbeeren,		Sellerie	35
Heidelbeeren, Himbeeren,		Petersilie	190
Johannisbeeren	15—19	Rote Rübe	335
Orangen	24	Kakao (schwach entölt)	450
Gurken	25	Spinat	460
Endivien	27	Rhabarber	230—500
Grüne Bohnen	30	Mangold	690

Die Tabelle erhebt keinen Anspruch auf Vollständigkeit.

Tab. 9.11: Einige Formula-Diäten als Trinknahrung

Typ	Ballast-stoffe	praktisch lactosefr.	Energie % EW Fett KH	Form Geschmack	Präparat
Niedermolekulare vollresorbierbare *Aminosäure*-Diät	keine	ja	keine Angaben	Pulver (Btl.) Neutral*) + Aromamischung * Aprikose * Erdbeer * Orange	BSD 1800 pfrimmer
Niedermolekulare vollresorbierbare *Peptid*-Diät	keine	ja	14 10 76	Pulver (Btl.) Getränk: * Neutral[0]) * Orange * Banane[0]) Suppe: * Tomate * Ochsenschwanz * Spargelcreme	SURVI-MED INSTANT
Hochmolekulare *Nährstoff-*definierte Diät	keine	ja	15 30 55	Flüssigk. 200/500 ml * Vanille * Nuß * Mokka * Pfirsich * Schokolade	FRESU-BIN FLÜSSIG
	arm arm	ja nein	14 16 70	Pulver — in Tasse * Frühlingssuppe	FRESU-BIN INSTANT
	reich 5 g/500 ml 5 g/500 ml	ja	15 30 55	Flüssigkeit — Suppe * Gemüsesuppe (500 ml) — Getränk * Müsli (200, 500 ml)	FRESU-BIN PLUS
	ja	ja	20 35 45	Flüssigkeit[0]) (500 ml) * Vanille	FRESU-BIN 750 MCT*)

[0]) = auch als Sondennahrung verwendbar / Übliche Energiedichte 4,2 kJ/ml außer *): 6,3 kJ/ml

Tab. 9.12: Energiebedarfsdeckende Versorgung mit Formula-Diäten am Beispiel Fresubin flüssig und Fresubin plus (n. d. Empfehlungen der DGE, 1985)

Personengruppe	kJ (kcal)/kg pro Tag	Mittlere Tageszufuhr	
		Fresubin flüssig	Fresubin plus
Kinder			
1— 3 Jahre	355 kJ (85 kcal)	1100 ml	1100 ml
4— 6 Jahre	314 kJ (75 kcal)	1500 ml	1500 ml
7— 9 Jahre	280 kJ (67 kcal)	2000 ml	2000 ml
10—12 Jahre	226 kJ (54 kcal)	2200 ml	2200 ml
13—14 Jahre	193 kJ (46 kcal)	2500 ml	2500 ml

Tab. 9.12 (Fortsetzung)

Personengruppe	kJ (kcal)/kg pro Tag	Mittlere Tageszufuhr Fresubin flüssig	Fresubin plus
Jugendliche			
15—18 Jahre	210 kJ (50 kcal)	2400—3000 ml	2400—3000 ml
Erwachsene			
bei normalem oder leicht erhöhtem Bedarf	125—170 kJ (30—40 kcal)	2000—3000 ml	2000—3000 ml
bei schwerer Katabolie	210 kJ (50 kcal)	3000—3500 ml	3000—3500 ml

Bei Kindern unter 12 Jahren Fresubin flüssig und Fresubin plus nur noch ärztlicher Rücksprache einsetzen.
Bei Langzeiternährung von Kindern im Alter von 1 bis 6 Jahren kann eine ergänzende Zufuhr von Vitamin D erforderlich sein.
Bei ausschließlicher Ernährung mit Fresubin ist insbesondere auf eine ausgeglichene Bilanzierung des Wasserhaushaltes zu achten.

Tab. 9.13: Glukose-Elektrolyt-Mischungen

Zusammensetzung pro Darreichungsf.	ELOTRANS Plv. (Fresenius)[1]	SALTADOL Plv. (Lindopharm)[1]	Milupa GES-60 (Miluvita)[1]	ORALPÄDON Tbl. (Fresenius)[2]
Glucose	4,00 g	4,00 g	3,93 g	4,50 g
Glucose-1-Wasser	—	—	—	5,00 g
Natriumchlorid	0,70 g	0,70 g	0,35 g	0,175 g
Natriumhydrogencarbonat	—	0,50 g	0,50 g	—
Natriumcitrat-2-Wasser	0,59 g	—	—	—
Kaliumchlorid	0,30 g	0,30 g	0,29 g	—
Kaliumhydrogencarbonat	—	—	—	0,20 g
Diverses	—	—	—	Pflanzenextrakte
mmol/l Glucose	111	111	110	227
mmol/l Na^+	90	90	60	30
mmol/l K^+	20	20	20	10
mmol/l Cl^-	80	80	50	30
mmol/l HCO_3^-	—	30	30	20
mmol/l Citrat	10	—	—	—

Die Zusammensetzung von ELOTRANS entspricht der WHO-Formulierung. Diese kann auch rezepturmäßig in der Apotheke hergestellt werden (Glukose-Elektrolyt-Mischung NRF 6.5).
[1] 1 Beutel/200 ml Wasser lösen
[2] 1 Tbl./100 ml Wasser heiß lösen, abkühlen lassen

Die Tabelle erhebt keinen Anspruch auf Vollständigkeit.

10. Anhang

1. Adressenverzeichnis *Selbsthilfegruppen* Praxis-Hilfen
   Hrsg.: Frosst Pharma GmbH, Charles-de-Gaulle-Straße 4, 8000 München 83, Telefon: 089/678030
   Inhalt: Alphabetisches Verzeichnis von Krankheiten mit Angabe der jeweiligen Kontaktadressen:
   regionale Kontaktstellen, nach Postleitzahlen geordnet; überregionale Kontaktstellen, alphabetisch geordnet; Adressen der Mitgliedsverbände der Bundesarbeitsgemeinschaft der Freien Wohlfahrtspflege.
2. *Deutsche Morbus Crohn/Colitis ulcerosa Vereinigung — DCCV — e. V.*
   Schwabstraße 68, 7400 Tübingen, Telefon: 07071/21351
   Die DCCV ist ein eingetragener Verein (seit 1983), vom Finanzamt als gemeinnützig anerkannt. Schwerpunkte der Vereinstätigkeit sind u. a.:
   Vermittlung der Adressen regionaler Selbsthilfegruppen oder entsprechender Kontaktpersonen; Herausgabe einer eigenen Mitgliederzeitung („Bauchredner") mit entsprechenden aktuellen Informationen über Neuerungen aus dem medizinischen Bereich, aus dem Steuer- und Behindertenrecht, etc.; Aufrechterhaltung der Kontakte zu anderen Behindertenorganisationen, ...
3. *Bundesgeschäftsstelle der Deutschen ILCO e. V.*
   Kepserstraße 50, 8050 Freising, Telefon: 08161/84909, 84911
   Die Deutsche ILCO ist die Vereinigung für Stomaträger, die sich seit 1972 für die Interessen ihrer Mitglieder einsetzt.
   Die Schwerpunkte der Vereinsarbeit sind ähnlich denen der DCCV.
4. Eine *Broschüre,* die Informationen zu allen rechtlichen, steuerlichen, medizinischen und familiären/sozialen Bereichen enthält, die auch u. a. für Patienten mit entzündlichen Darmerkrankungen infrage kommen, lautet:
   Die Rechte behinderter Menschen und ihrer Angehörigen
   Hrsg.: Bundesarbeitsgemeinschaft Hilfe für Behinderte e. V.;
   Kirchfeldstraße 149, 4000 Düsseldorf 1, Telefon: 0211/310060
5. Weitere Informationen werden u. a. von den Krankenkassen sowie den pharm. Herstellern von Fertigarzneimitteln gegen entzündliche Darmerkrankungen zur Verfügung gestellt.

11. Literatur-Verzeichnis

[1] Feuerle, G. E., Keller, O., Hassels, K., Jesdinsky, H. J.: Soziale Auswirkungen des Morbus Crohn. Dtsch. med. Wschr., **108**, 971—975 (1983)
[2] Siegenthaler, W., Kaufmann, W., Hornbostel, H., Waller, H. D.: Lehrbuch der inneren Medizin. G. Thieme, Stuttgart 1987
[3] Schettler, G. (Hrsg.): Innere Medizin, Bd. II. G. Thieme, Stuttgart 1987
[4] „Deutsches Ärzteblatt — Ärztliche Mitteilungen", **84**, 1549—1551 (1987)
[5] Pharm. Ztg. **133**, 28: 42 (1988)
[6] Hawkey, D. J., Rampton, D. S.: Prostaglandins and the gastrointestinal mucosa: are they important in its functions, disease or treatment? Gastroenterology, **89**, 1162—1168 (1985)
[7] Forth, W., Henschler, D., Rummel, W.: Allgemeine und spezielle Pharmakologie und Toxikologie. BI Wissenschaftsverlag, Mannheim/Wien/Zürich 1987
[8] Kaiser, H.: Praxis der Cortisontherapie. Urban & Schwarzenberg München—Wien—Baltimore 1982
[9] Ammon, H. P. T. (Hrsg.): Arzneimittelneben- und Wechselwirkungen. Wissenschaftliche Verlagsgesellschaft mbH, Stuttgart 1986
[10] ABDA-Datenbank (Btx- und PC-Version 2/90)
[11] Arzneistoff-Profile, Basisinformation über arzneiliche Wirkstoffe. Govi-Verlag Pharmazeutischer Verlag Frankfurt am Main, 1982
[12] Ewe, K.: Inn. Med., **12**, 277—279 (1985)
[13] Forth, W.: Therapeutische Anwendung von Glucocorticoiden. DAZ-Fortbildung Pharmakologie, **16**, 129 (1983)
[14] Svartz, N.: Salazopyrin, a new sulfanilamide preparation. Acta Medica Scandinavica, Vol. CX, fasc. VI (1942)
[15] Azad Khan, A. K., Piris, J., Truelove, S. C.: An experiment to determine active therapeutic moiety of sulfasalazine. Lancet II, 892—895 (1977)
[16] Rampton, D. S., Hawkey, C. J.: Prostaglandins and ulcerative colitis. Gut **25**, 1399—1413 (1984)
[17] Peskar, B. M., Dreyling, K. W.: Mögliche Wirkungsweise von 5-Aminosalicylsäure. In: Ewe, K., Fahrländer, H. (Hrsg.): Therapie chronisch entzündlicher Darmerkrankungen. Fortschritte, Entwicklungen, Tendenzen. 229—236. Schattauer, Stuttgart, New York (1986)
[18] Campieri, M., Lanfranchi, G. A., Bazzochi, G., et al.: Prostaglandins, indomethacin and ulcerative colitis (lett.) Gastroenterology **78**, 193 (1980)

[35] Bergan, T.: Pharmakokinetik von anaerobierwirksamen Antibiotika. FAC Fortschritte der antimikrobiellen und antineoplastischen Chemotherapie, **4**, 945—972 (1985)
[36] Gastroenterology Vol. 96, Teil II, 477 (1989)
[37] Malchow, H., Daiss, W.: Therapie des Morbus Crohn. Dtsch. med. Wschr. **109**, 1811—1816 (1984)
[38] Gross, R.: Cyclosporine: Eine Zwischenbilanz. Dt. Ärztebl. **84**, A-1385—1387 (1987)
[39] Brynskov J., et al.: Lancet I 721-2 (1989)
[40] Marbert, U. A., Gyr, K., Staider, G. A.: Cyclosporin A beim akuten Morbus Crohn: erste Erfahrungen. Schweiz. med. Wschr. **116**, 962—963 (1986)
[41] Med. Mo. Pharm. **9**, 280 (1986)
[42] Rohr, G., Kusterer ,K., Schille, M., Gladisch, R., Schwedes, U., Teuber, J., Usadel, K. H.: 7S-Immunglobulin in der Behandlung von Morbus Crohn und Colitis ulcerosa. Gastroenterologie **XXV**, 546 (1987)
[43] Cromoglicinsäure gegen Colitis ulcerosa? arznei-telegramm: **10**, 102 (1986)
[44] Malchow, H.: Gibt es neue Gesichtspunkte bei der Behandlung des Morbus Crohn? Internist **23**, 698—702 (1982)
[45] Summers, R. W., Switz, D. M., Sessions, J. T., Bechtel, J. M., Best, W. R., Kern, F. jr., Singleton, J. W.: National cooperative Crohn's disease study: Results of drug treatment. Gastroenterology **77**, 847 (1979)
[46] Malchow, H., Ewe, K., Brandes, J. W., Goebell, H., Ehms, H., Sommer, H., Jesdinsky, H.: European cooperative Crohn's disease study: Results of drug treatment. Gastroenterology **86**, 249—266 (1984)
[47] Schölmerich, J., Gerok, W.: Medikamentöse Therapie chronisch entzündlicher Darmerkrankungen — derzeitige Stellung der 5-Aminosalicylsäure. Wiener klin. Wschr. **98**, 762—769 (1986)
[48] Schölmerich, J., Hoppe-Seyler, P., Gerok, W.: Extraintestinale Manifestation bei entzündlichen Darmerkrankungen. Therapiewoche **36**, 530 (1986)
[49] Kasper, H.: Ernährungsmedizin und Diätetik. Urban & Schwarzenberg. München—Wien—Baltimore, 278 (1987)
[50] Lorenz-Meyer, H., Brandes, J. W.: Gibt es eine diätetische Behandlung des Morbus Crohn in der Remission? Dtsch. med. Wschr. **108**, 595—597 (1983)
[51] Oehler, G.: Ernährungstherapie bei chronisch-entzündlichen Darmerkrankungen. medwelt **35**, 1547—1551 (1984)
[52] Chada, Chr., Kersting, M., Sachse, U., Schöch, G.: Nährstoff- und Energiezufuhr mit Formula-Diäten, dargestellt am Beispiel des Morbus Crohn. Ernährungs-Umschau **33**, 215—217 (1986)
[53] Malchow, H. et al.: Definierte Formula-Diät zur Behandlung des aktiven Morbus Crohn (ECCDS III). Beitr. Infusionstherapie klin. Ernähr.: Karger, Basel: 14, 216—232 (1986)
[54] Classen, M. et al.: Nahrungsmittelunverträglichkeit bei Colitis ulcerosa und Cholelithiasis. Inn. Med. **1**, 7—12 (1974), 8
[55] Steinhard, H. J.: Ernährungstherapie bei chronisch-entzündlichen Darmerkrankungen. medwelt **38**, 634—638 (1987)
[56] Mutschler, E.: Arzneimittelwirkungen. Lehrbuch der Pharmakologie und Toxikologie. Wissenschaftliche Verlagsgesellschaft mbH, Stuttgart 1986

[57] Digestion Bd. 21, 310—315 (1981)
[58] Sharma, M. P., et al.: Lancet I (1989) 450
[59] Rohr, G., Schille, M., Kusterer, K., Gladisch, R., Schwedes, U., Usadel, K. H.: Morbus Crohn und Colitis ulcerosa: Indikationen für 7S-Immunglobuline? Die Gelben Hefte XXIX (1989) 63—69
[60] Hendrics, K. M., Walker, W. A.: Zinc Deficiency in inflammatory Bowel Disease. Nutrition Reviews 46 (1988), 401—408
[61] Bansky, G., Buhler, H., Stamm, B., Hacki, W. H., Buchmann, P., Muller, J.: Treatment of distal ulcerative colitis with beclomethasone enemas: prospective, randomized, double-blind trial. Dis-Colon-Rectum (1987) Vol.: 30 (4) 288—292
[62] Scribas Tabelle. Deutscher Apotheker Verlag, Stuttgart 1989
[63] Fleig, W. E., Laudage, G., Sommer, H., Wellmann, W., Stange, E. F., Riemann, J.: Prospective, Randomized, Double-Blind Comparison of Benzalazine and Sulfasalazine in the Treatment of Active Ulcerative Colitis. Digestion 40: (1988) 173—180
[64] Fachinformation DIPENTUM: August 1989

Sachverzeichnis

A

Ac-5-ASA 67f., 73f.
Acetyl-5-Aminosalicylsäure 68f., 73f.
Acetylierungsrate 68
Acetylierungstyp 69
ACTH 57, 61
Adek-Falk® 104
adrenocorticotropes Hormon s. ACTH 61
ADS 77
Affektlabilität 58
Alfare® 111
Alkalose 58
Allopurinol 87
4-Aminosalicylsäure 72
-, Applikation, lokale 82
5-Aminosalicylsäure 67f., 71, 81
-, Applikation, lokale 77
-, Applikation, orale 78
-, Prodrugs 76
Aminosäure-Diät 109
Ampicillin 89
Analgetika 105
Antacida 60
antiallergische Wirkung 54
Antidiabetika 74
-, orale 60, 71
Antidiarrhoika 105
Antigenerkennung 54
Antikoagulanzien 71, 74, 84, 104
Antiphlogistika
-, nicht-steroidale 60
antiphlogistische Wirkung 54

Antirheumatika 105
Anwendung
-, alternierende 56
-, intermittierende 56
-, zirkadiane 56
Arachidonsäure 54
Arachidonsäure-Stoffwechsel 65
Arilin® 84
5-AS 63
5-ASA 63, 71, 91
4-ASA 82
Asacol® 78f.
Astronautendiät 113
Astronautennahrung 109
Auflösungsverhalten 79
Auxiloson® 56
Azad Khan 64
Azathioprin 85ff., 91, 95, 101
-, Behandlungsschema 86
-, Dosierung 85
-, Interaktionen 87
-, Kontraindikationen 87
-, Nebenwirkungen 86
-, Schwangerschaft 86
-, Stillperiode 86
-, Wirkungsweise 85
Azobrücke 63, 73
Azodisalicylat 76f.
Azoreduktase 63, 68, 73
Azospaltung 77
Azulfidine® 119
Azulfidine® RA 120

B

Ballaststoffe 105
Balsalazid 76
Barbiturate 59
Beclometason-dipropionat 61
Befall, multipler 95
Benzalazin 77
Betamethason 55, 119
Betnesol® 55
Betnesol-Rektal-Instillation® 119
Biosorb® 111
Blutverlust 99
Bratfette 111
Breitspektrumantibiotika 89
BSD 1800® 111
BSD 1800 pfrimmer® 126

C

carrier 73, 75f.
Celestan® 55
Ceres MCT®-Diät-Margarine 111
Ceres MCT®-Diät-Speiseöl 111
Cholesteringallensteine 102
Ciclosporin 87ff.
-, Nebenwirkung 89
-, rektale Anwendung 89
-, Wirkungsweise 88
Claversal® 78f.
Claversal mite® 120
Claversal S® 120
Clont® 84

Colestyramin 101, 104f.
Colifoam® 118f.
Colitis ulcerosa
-, Ausdehnung 97
-, Behandlung 39
-, Diagnose 28
-, Epidemiologie 20
-, Klinik 26
-, Komplikationen, extra-
  testinale 99
-, Lokalisation 20
-, Richtlinien zur
  Ernährung 108
-, Therapie, medikamen-
  töse 97
-, Therapieschema 98
-, Unverträglichkeit der
  Nahrungsmittel 108
Colo-Pleon® 120
Colo-Pleon ML® 120
Combionta N® 125
Corticoliberin 61
Corticosteroide
-, alternierende
  Anwendung 56
-, Behandlung
- -, alternierende 54
- -, zirkadiane 54
-, Biologische
  Halbwertszeit 54f.
-, Cortison 53, 55
-, Cushing-Schwellendosis
  54ff., 85, 95, 118
-, Dosierung, pharmakolo-
  gische 54
-, Infektionsgefahr 58
-, Potenz
- -, relative
  glucocorticoide 55
- -, relative mineralocorti-
  coide 55
-, Wirkung
- -, antiallergische 54
- -, antiphlogistische 54
- -, immunsuppressive 54,
  85, 88
Corticotropin s. ACTH 61
Cortisol 53, 55
Cortisol-Rhythmus,
  Störungen 57
Cortison CIBA® 55
Cortisonismus 57f.

CRF 61
Cromoglicinsäure 90
CSA s. Ciclosporin
CS s. Ciclosporin
Cumarin-Derivate 104
Cushing-Syndrom 57
CyA s. Ciclosporin
Cyclooxygenaseweg 54, 65f.
Cyclosporin A s. Ciclosporin
Cytochrom P-450 71f.

D

Darmflora 63
Darmverschluß 105, 107
DCCV 49
Decadron® 56
Decortilen® 119
Decortin® 55, 118
Decortin H® 55, 118
Delphicort® 55
Deltacortril® 55, 118
Deutsche ILCO e.V. 128
Deutsche Morbus Crohn/
  Colitis ulcerosa Vereini-
  gung – DCCV – e.V. 128
Dexamethason 56
DGE 109
Diarrhoe
-, chologene 101, 104
-, osmotische 112, 114
Diäten
-, bilanzierte 109
-, chemisch-definierte 110
-, hochmolekulare 110
-, Nährstoff-definierte 110f.
-, voll-bilanzierte 110
-, voll-resorbierbare 109
-, voll-synthetische 109
Diätetische Maßnahmen
  106ff.
Dinatriumcromoglycat 90
Dinatriumsalz 90
Dipentum® 77, 120
Disulfiram-Reaktion 84
Diuretika 60
DNCG 90
Doxycyclin 89

E

Eicosatetraensäure 66
Eisen-II-Verbindungen 124
Eisenmangel 101
Eiweißmangel 99
Elementardiät 109
Elotrans® 127
Endoclys® 61
Enzyminduktor 59
Erhaltungstherapie 91
Ernährung
-, enterale 107, 113
-, kaliumreiche 60
-, parenterale 107f., 115
Ernährungsaufbau 107
Ernährungszustand 72, 115
Eunova® 125
Extracort® 55

F

Ferro 66® 124
Ferroglukonat-Ratio-
  pharm® 124
Ferro Sanol® 124
Fette 110
Fettgehalt 112
Fett-Resorption 103
Flagyl® 84
Flohsamen 105
Fluocortolon 55, 119
Flurbiprofen 67
Flüssigkeitszufuhr 106
Folsäure-Mangel 101
Formula-Diäten 109ff.
-, Einteilung 110
-, Energiebedarfsdeckende
  Versorgung 126
-, hochmolekulare 111
-, Kostenerstattung 116
-, niedermolekulare 91, 109
-, Trinknahrung 126
Fortecortin® 56
Freka® Nasenolive 114
Fresubin® 111
Fresubin flüssig® 126
Fresubin Instant® 126
Fresubin 750 MCT 107, 126

Sachverzeichnis 135

Fresubin Plus® 111, 126
Furosemid 75

G

Gallensäuren 104
Gallensäurenmangel 99
Gallensäurenverlust-
  Syndrom 102
Gallensteine 102
Glaukomgefahr 58
Glucocorticoide 52, 85, 91,
  93, 95, 97
-, Applikation, rektale 60
-, Anwendung, lokale 94
-, Dosierung 52, 54ff.
-, Hinweise, allgemeine 60
-, Interaktionen 59
-, Kontraindikationen 59
-, Nebenwirkungen 57
-, Schwangerschaft 59
-, schwer resorbierbare 61
-, Stillperiode 59
-, Therapie, Absetzen 57
-, Wirkungsmechanismus 52
Glucose-Elektrolyt-
  Mischungen 106, 127

H

Harnwegsobstruktion 99
Herzglykoside 60, 104
HETE 65
5-HETE 67
Hexamethylentetramin 71
Hirsutismus 58
Homöopathie 117
Hostacortin® 55
Hostacortin H® 55, 118
HPETE 65
Hydantoine 59
Hydrocortison 53, 78, 95,
  118f.
Hydrocortison® 55
Hydrocortison Hoechst®
  55, 118
Hyperglykämie 58
Hyperoxalurie 99, 102

Hyphophysenvorderlappen
  62
Hypoglykämie 71, 74
Hypokaliämie 60
Hypothalamus 62

I

Ileozökal-Klappe 19
Immunglobuline 90
Immunoblasten 85
immunsuppressive
  Wirkung 54, 85, 88
Imodium® 105
Impfungen, aktive 87
Imurek® 85
Indometacin 67
Infertilität, männliche 69
Insulin 60
intermittierende Anwen-
  dung 56
Intestinol® 77
Ipsalazid 76

K

Kalinor-Brausetabletten®
  122
Kalinor-Retard P® 122
Kalitrans® 122
Kalium-Duriles® 122
Kalium-Substitution
-, Mineralstoffpräparate 122
KCL-Retard Zyma® 122
Klismacort® 118
Klysmen 60, 69, 72f., 75ff.,
  82, 89, 91, 94f.
Kolon, Anatomie 15
Kristallurie 69, 71

L

Lactase-Mangel 112
Lactosegehalt 112
Lactoseintoleranz 107, 112
Laxanzien 60

Leinsamen 105
Leukotriene
-, biologische Wirkungen 66
-, Synthese 67f.
Linsentrübung 58
Lipocortin 54
Lipomodulin 54
Lipoxygenaseweg 54, 65f.
Liquifer® 124
Liquisorb K® 122
Longiprednil® 118
Loperamid 105
LT 65
LTB_4 67
Lymphokin 54, 88
Lymphozyten 54

M

Makrocortin 54
Malabsorption 101
Mangelernährung 107
MCT 104, 107, 110f.
Medrate® 55, 119
6-Mercatopurin 85
Mesalazin 72ff., 79, 92f., 97,
  120
-, Anwendung, lokale 95
-, Dosierung 73
-, Interaktionen 74f.
-, Kontraindikationen 74
-, Nebenwirkungen 73
-, Pharmakokinetik 72f.
-, Schwangerschaft 74
-, Stillperiode 74
-, Wirkungsmechanismus
  72
Methenamin 71
Methotrexat 71, 74
Methylprednisolon 52f., 119
6α-Methylprednisolon 55
Metronidazol 82ff., 91, 95
-, Anwendungsdauer 83
-, Dosierung 83
-, Interaktionen 84
-, Kontraindikationen 84
-, Nebenwirkungen 84
-, Pharmakokinetik 83
-, Schwangerschaft 84
-, Stillperiode 84

Millicorten® 56
Milupa GES-60® 127
Mineralmangel 99
Mineralstoffe 107
Mizellbildung 104, 111
Monocortin® 55
Morbus Crohn
-, Behandlung 39
-, Diagnose 28
-, Epidemiologie 21
-, Komplikationen, extratestinale 99f.
-, Lokalisation 20
-, Richtlinien zur Ernährung 106f.
-, serosa 16
-, Therapieschema 96
Multi-Mineralien® 125
Multivitamin S® 125
Muskelschwäche 58

N

Nahrungsmittel, Oxalsäuregehalt 125
-, eisenreiche 123
-, kalium reiche 121
Naturheilweisen 117
Nebennierenrinde 61
Nierensteinbildung 69
Nierensteine 102
Nitroimidazol-Derivat 82
Nutricomp® 111

O

Oligo-Peptid-Diäten 110
Oligopeptide 110
Olsalazin 77, 120
Oralpädon® 127
Osmolarität 110, 112
Osteoporose 58
Oxalatnierensteine 102
Oxalsäure-Resorption 102

P

p-Aminobenzoesäure 77
p-Aminosalicylsäure 73
Paramethason 55
PAS 73, 82
Pentasa® 78f.
Peptidoleukotriene 67
Peptisorb® 111
PG 65, 67
Phospholipase A_2 54, 65
Phytopharma Neugra® 125
Plasmahalbwertszeit 54f.
Precitene® 111
Predniment® 118f.
Prednisolon 52f., 55, 59, 91, 118
-, Dosierungsschema 92
Prednisolon-Äquivalenz-Dosis 118
Prednisolon Ferring® 118
Prednison 52f., 55, 59, 91, 118f.
Prednison „Dorsch"® 118
Predniliden 119
Probenecid 75
Prostacyclin 65
Prostaglandine 54, 72
-, biologische Wirkungen 66
-, Synthese 67
Prostaglandinendoperoxide 65

Q

Quantalan 50® 104

R

RDA 109
Rectodelt® 118
Rekawan® 123
relative glucocorticoide Potenz 55
Rezeptorprotein 52
Rezidiv-Prophylaxe 77

Rifampicin 59, 75
Rückkoppelungsmechanismus, negativer 62
Rumpfdarm
-, Anatomie 15
-, Histologie 16
-, Physiologie 17

S

SAB 77
Salazobenzoesäure 77
Salazopyrin® 63
Salazosulfapyridin 62ff.
Salicylate 60
Salicylat-Intoxikation 75
Salofalk® 78f., 120
-, pharmakokinetische Daten 73
Salofalk 250® 120
Salofalk 500® 120
Saltadol® 127
Salvimulsin MCT® 111
Salvipeptid® 111
Sandimmun® 88
SASP 62, 71
Sauerstoffradikale 67
Sauerstoffradikal-Fänger 68, 72
Scherisolon® 55, 118
Schilddrüsenhormone 104
Selbsthilfegruppen 128
7S-Immunglobulin 90
skip lesions 95
slow-release-Formen 73, 75
slow-release-Zubereitungen 78
-, Bioverfügbarkeit 80
Solvezink® 125
Sondennahrung 112
soziale Auswirkungen des Morbus Crohn 48
SP 63
SP-LT 65
Spronolacton 75
Spurenelemente 107
Spurenelementemangel 101
SRS-A 65
Steatorrhoe 102
Stenosen 107

Sachverzeichnis 137

Suchtpotential 105
Sulfapyridin 63, 68f., 71, 76f.
-, Dosierung 69
Sulfasalazin 62ff., 67, 71, 79, 91, 93, 95, 97, 101
-, Anwendung, lokale 75, 94
-, Interaktionen 71
-, Kontraindikationen 70
-, Metabolismus 64
-, Nebenwirkungen 69
-, Pharmakokinetik 68
-, Schwangerschaft 70
-, Stillperiode 70
-, Wirkungsmechanismus 63ff.
Sulfinpyrazon 75
Sulfonamide 89
Sulfonylharnstoffe 60, 71
Suppositorien 69
Survimed® 111
Survimed Instant® 108, 126
Svartz 62
Synacthen® 62

T

Tagesrhythmus des Cortisolspiegels 56

Taxofit Mineral® 125
Tetracosactid 62
Tetracycline 89, 104
Thiazide 104
Thromboxane 65
Transitzeit 81
Triamcinolon 55
Triam-oral® 55
Triglyceride, mittelkettige 104, 107, 110f.

U

Ultracorten® 118
Ultracorten H® 55
Ultralan® 55
Ultralan-oral® 119
Urbason® 55, 119

V

Venenkatheter 115
Vitamin D 60, 127
Vitamine 107
Vitaminmangel 99, 101
Volon® 55

W

Wachstumshemmung 58, 62
Wasserverlust 99
Weizenkleie 105

Z

Zinkhaltige Präparate 125
Zinkmangel 101
Zinkorotat 40® 125
Zinkorotat 20® 125
Zinksulfat 102
zirkadiane Anwendung 56
Zytostatika 85